「こころの構造」からみた精神病理

広汎性発達障害と統合失調症をめぐって

広沢正孝

Hirosawa Masataka

岩崎学術出版社

目次

はじめに――なぜ、人間のこころの構造に注目するのか

人間の「こころの構造」というテーマは、哲学、心理学、精神医学の根幹にまつわる問題であり、そのような壮大なタイトルの書を筆者が執筆するのは、それこそ無謀な試みである。しかし精神科臨床で経験する症例の諸体験をなんとか理解しようとすると、どうしてもこの問題を避けては通れなくなる。まずは、その点をめぐって筆者の体験を綴ってみたい。

精神科医として――統合失調症圏の治療から

筆者は一九八〇年代に精神科医となり、四半世紀以上にわたって多くの症例と接する機会を得てきた。そしてその間、彼らをひとりの人間として見続け、筆者もまたひとりの人間として、彼らから様々なことを学んできた。

筆者に限らず臨床医であれば、統合失調症や「非定型精神病」といった、いわば深い病態を持つ症例と対峙したり、並んで歩んだりしたとき、患者のふとした言動に戸惑いを覚えることが少なくないであろう。しかもそれは、いくら経験を重ねても、また知識を増やしても、多分変わらぬことであると思う。「彼らのこころは、いったいどのような構造になっているのだろうか」、そのような素朴な言葉が頭をよぎる瞬間である。

人間の「こころの構造」といえば、筆者の年代の医師にとっては、まずは神経症理論に基づいた構造が思い浮かぶ。しかし深い病態にある患者を前にすると、それを遥かに超えた理解を迫られる。そのようなときしばしば筆者は、精

神療法の限界を感じ、治療の手がかりを見失いそうにもなる。[55] その戸惑いや不安を多少とも軽減し、少しでも適切な精神療法を行うためには、やはり統合失調症患者（発病前から慢性期まで）や「非定型精神病患者（病相期も病間期も含む）」[51,60] が持っている「こころの構造」を、より深く、より的確に理解する必要があるのである。

精神科医として――高機能ＰＤＤとの出会いから

筆者が経験している臨床上の差し迫った状況は、まだほかにもある。それは「高機能広汎性発達障害（high functioning Pervasive Developmental Disorders：以下高機能ＰＤＤと記載）者」との出会いの機会の増加である。たしかに高機能ＰＤＤは、近年にわかに注目を浴びている障害である。とくにアスペルガー症候群という用語は、精神医学の現場にとどまらず教育界や職場にまでも浸透し、「流行語」[100] のようになっている感がある。

ＰＤＤに関しては近年、生物学的・心理学的研究が急速に積み重ねられ、彼らに関する知見も飛躍的に増加した。また彼らの認知行動特性に焦点を当てた治療法も、だいぶ発展してきた。しかしわれわれ成人の精神科医が直面する問題は、社会の中で生活する高機能ＰＤＤ者であり、その中で顕在化するひとりの人間としての諸問題である。臨床場面で筆者は、それをめぐる高機能ＰＤＤ者自身の「戸惑い」と、彼らを囲む人々の「戸惑い」との両方に絶えず直面している。そこでは、両者の人間としてのあり方のズレを目の当たりにする。この両者に生じる戸惑いを解消するためには、まず彼らと一般者の「こころの構造」の相違を考究せざるを得なくなってくるのである。

また高機能ＰＤＤ者をめぐっては、これとは別の課題も顕在化しているように思う。それは一種の社会現象とも言い得るものであり、自称ＰＤＤという人たちの増加、「ＰＤＤ的」な人物の増加、さらにはＰＤＤの過剰診断の問題である。これらは高機能ＰＤＤ者と一般者とのこころの構造の相違に一見矛盾する現象である。つまり両者は接近し、そのあり様は相互に排他的にみえても、意外と理解可能な基本特徴を内包し合っているものかもしれないのである。

こころの発達の視点に立てば、ＰＤＤ者のこころの構造が、その起源からして特異なものではなく、基本的には一般者も共有可能な何らかの基本的特徴を持っている可能性があるのかもしれない。このようにみると、われわれ精神科医が「正常の基準」としてきたこころの構造もまた、見直す必要を迫られているように思われる。そこでは「人間のこころの構造」というテーマを、こころの発達の起源にまで遡った問題として、捉える必要があると思われるのである。

精神保健に関与する人間として――近年の若者の心理の変化から

近年、精神科医の関与する領域は拡大している。筆者もまた職場から与えられた任務として、ここ一〇年は大学生のメンタルヘルスにも従事してきた。ここで日々実感することは、彼らの価値観がわれわれ年代とはだいぶ代わってきていることである。

ただこのような変化は、何もこの一〇年に始まったことではない。たとえば一九九八年にすでに小柳[110]は、当事の大学生の人物像を、「『自己中心的』な心性からの脱皮が困難で、個と個の関係を迫られたとき、きわめて相手の気持ちや反応に敏感となり、思った反応が得られないと傷つき、相手を傷つけることにも用心深くなったりする」と記述し、鍋田（二〇〇三）[141]はこれを「一方的主観的配慮」と表現している。また川谷（二〇〇〇）[98]は、境界性パーソナリティ障害とひきこもりの問題を述べる中で、現代の若者が求める環境が父・母・子の三者関係よりも、母・子の二者関係であることに触れ、このことは彼らの行き着くところが個の確立ではなく、母親との同居になってきていると考察した（傍点は筆者による）。このような記述例に共通していることは、われわれがごく当然としてきた思春期・青年期における「個の確立」という発達課題が、近年の若者においては当然とみなされにくくなっている現状であろう。

近年の大学生をみていると、むしろ自宅における顔、キャンパスにおける顔、クラブ活動における顔、気の合う仲間同士における顔、アルバイト先での顔、就職活動における顔など[197]を器用に使い分けている。一方でそのような彼らの理想とする自己像はきわめて単純化され、たとえば「明るい」、「元気」、「ポジティブ」、「前向き」、「プラス志向」、「尾を引かない」といった言葉でほぼ網羅されてしまうように思われる。またそれと対照的に、「暗い」、「弱気」、「ネガティブ」、「マイナス志向」、さらには「（周囲から）受け入れられない」、「（自分を）否定される」が、否定的な自己像として定位されている。いずれにしてもそこには、ひとりひとりの独自性は見当たらず、少なくとも「個」の重要性は感じられにくい[63]。

　さらに言えば、否定的な自己像は、彼らの中では「うつ」という概念と接近し、彼らはしばしば「うつ」だから「ポジティブ、前向きに努力できない」と説明したりする。実際に、精神科医による「うつ病」という診断の多さも目につく。もちろんその背景には、成因を不問に付した操作的診断の流布があろうが、それ以上に筆者には、彼らの自己像の変化によるところが大きいように思われるのである。たとえば彼らは「やる気度」、「元気度」という尺度で自身のいくつかの領域における精神状態を表現し、それが低下すると「うつ」であると表現する。このような表現志向性自体が、われわれをして「うつ」の操作的診断に拍車をかけている面もあろう。そこには、「個」の重要性云々よりも、より「データ化（数値化）されたこころ」、ないしは「コンピュータ化されたこころの構造」が想起されてしまうのである[63]。

　大学という教育現場における、そのような彼らに対応する教員の教育姿勢、および精神科医や心理士の臨床姿勢が、二〇世紀に積み重ねられてきた発達心理学の基本理論に依拠しているならば、やはりわれわれは大きな戸惑いを体験することになる。ともするとわれわれは精神療法の目標すらも見失う危険に晒され、無力感に苛まれそうになる[65]。しかし一方で、若者のこころの構造の変化がデータやコンピュータを想起させ、その意味でどこかＰＤＤ的[67]であるとするならば、そのような人間のこころの構造もまた、発達の起源にまで遡ったとき、本来人間が構築し得る形態の一つである可能性が浮上してくるかもしれない。

いずれにしても筆者には、「人間のこころの構造」というテーマは、現在では青年の精神保健の現場でも注目される、より普遍的なものに思われるのである。

精神病理学を学ぶ人間として

筆者が本書でこのテーマを再考する理由は、まだある。筆者はこの四半世紀、一貫して臨床精神病理学の視点から精神障害者のもつ病理と生き方を考えてきた。いくら科学が進歩し、またエビデンス重視の医学が求められようとも、人間としての「患者さん」を捉える姿勢は失うべきではないと、信じているからである。

しかし筆者が依拠してきた精神病理学理論もまた、基本的には一九世紀末以降の心理学の理論を土台としている。その中で統合失調症患者に生じている精神現象を論じれば、それは「自己の成立不全の結果」とか「退行の結果」といった、因果論的な説明を念頭に置くことになる。しかしそれでは病態の一側面は語り得ても、たとえば慢性期の破瓜型の統合失調症患者のもつ人物像、「非定型精神病患者」が没入しようとする世界の構造、さらには高機能ＰＤＤ者の普段の人物像や自己感までをも語り尽くせるものではない。実際に生きている患者を目の前にして、不全感を感じるのは筆者だけではないと思う。やはり彼らには、たんに社会や文化から求められるこころの構造の不成立や破綻がみられるだけではなく、彼らにもまた何らかの基本的なこころの構造が機能しており、それこそが彼らの生きる姿を表わしているようにも思えるのである。

先にも高機能ＰＤＤ者をめぐって述べたように、筆者は、一旦一般者のこころの構造の原点にまで立ち戻り、改めて統合失調症患者や「非定型精神病」患者、そして高機能ＰＤＤ者の精神病理を見直したいと思うのである。そこから新たに精神病者や発達障害者の、生きた姿が捉えられることを、切に期待するからである。

僧籍を持つ人間として

最後に、筆者が人間の「こころの構造」を考えるようになった、そもそもの切っ掛けについても述べておく。それは筆者の生い立ちとも関連する。

筆者が生を受けたのは、真言宗の小さな寺であった。そのためもあって筆者は、精神科医であると同時に僧籍を持つ人間でもある。とは言っても、最初から仏教に関して高い志を持っていたわけでも、研鑽を積み重ねてきたわけでもない。筆者が僧籍を取得すべく修行を行ったのは、医師になる直前であった。それは当時住職であった祖父が他界し、私と同様、精神科医であった父が寺に入った時であり、その父を助けるためにも僧籍をとるように周囲から勧められたからであった。本当にその程度の僧歴の筆者ではあるが、それでも一般の人たちよりは、幾分仏教の世界に馴染んでいるとは思う。

今、修行時代を思い出すと、常に経を読む私の両脇に、曼荼羅図（両界曼荼羅図）が掛けられていた。それがつまり金剛界曼荼羅と胎蔵界曼荼羅であり、その時以来この二つの曼荼羅図は、ごく身近で自然なイメージとして私のこころの中に存在し続けているように思う。だからこそ、その後筆者が蔵書でユングに出会い、そしてユングがマンダラの世界に注目し、しかもそれが心理学に影響を与えたことを知ったとき、彼の著作に興味を覚えた。しかし同時に筆者は、自分の中に消化し切れない何かを感じたこともまた確かであった。それは恐らく、彼の注目したマンダラ図が、基本的に一点を中心とした放射＋同心円状（ないし螺旋状）をなしていたからなのだと思う。つまり密教の曼荼羅でいえば、それは胎蔵界の構図であったのだ。ユングは、この構図に人間のこころの原型（基礎構造）を見出し、それを精神科治療に援用したと思われる。たしかに筆者にとっても、それ自体は心理学や精神医学でいう「自己」を理解するのにわかりやすかった。しかし、胎蔵界と対になっているはずの金剛界曼荼羅（これは格子状の構造を基本に持つ）は、彼の心理学ではどこへ行ってしまったのであろうか。

私が入局した大学の医局には、心理学の専門家や心理学に造詣の深い諸先輩が数多くいて、彼らにも何度かこの点を尋ねてみたが、彼らからは「不思議な質問をする」新人医局員とのみ思われたようであった。どうもわれわれが学ぶ精神医学（ないし心理学）では、金剛界でイメージされる格子状構図は、ひとのこころの構造の規範とみなされていないようであったのだ。

この疑問は、今日に至るまで、筆者の心の中にくすぶり続けてきたように思う。とは言いながら、筆者もまた、「ひとのこころの構造」を理解するにあたり、放射＋同心円状のイメージを援用し、かつそのような構図で全体の統合がなされた姿に、健常なひとのこころの姿を重ね合わせていたようである。つまりそのようなイメージを基にして、統合失調症患者にも「非定型精神病患者」にも接し、彼らのこころを（多少強引に）理解し、その延長で精神療法や精神科リハビリテーションも行ってきたように思う。

しかし四半世紀以上精神科医を続けているうちに、どうしてもこのような人間のこころの理解の仕方では、無理が生じてきた。とくに本書の第七部で述べる、一九九〇年代に筆者らが経験した、妄想すら形成することのできない統合失調症患者との出会いは衝撃的であった(55、58)。さらに今から一〇年ほど前、大学病院の外来診療の場面で出会った二〇歳代半ばの高機能ＰＤＤ患者自身が語った、彼の生き方を表わす言葉は、筆者には忘れられない体験であった(67)。

「僕の頭はタッチパネルで、縦横に規則正しくアイコン（ないしマス）が並んでいます。そのひとつひとつに重要な内容が入っていて、で、僕は必要なときに必要なアイコンにタッチするのです。そうするとそこにウィンドウのように世界が開けていき、僕はそこを生きて、そこで仕事をするのです。それが仕事人の僕です。別の部分をタッチすると、そこにまた僕がいます。全体としてタッチする順番が決まれば、僕の一日は順調に流れてストレスも貯まりません」。

これはひとつの自己感であり、それをイメージ（自己イメージ）として表現した言葉である。ここから読み取れる彼のこころの構造は、一点を中心にもつ構造ではなく、格子状の構造であった。それは仏教（密教）における金剛界のような、完成された構造を持ったものとは言えないが（後述）、たしかに筆者が忘れかけていたもうひとつのこころの構図であった。先述のように、もし一般者の中に高機能ＰＤＤ者のこころの構造と通ずる部分があるとすれば、もしかしたら一般者の「こころ」の奥底にもまた、格子状の構図（原図とも言えるもの）が存在している可能性があるのではなかろうか。

「人間のこころの構造」を考えるとき、そこでは仏教的な視点（とは言ってもその教義ではなく、あくまでもマンダラに投影されている、「こころの構図」）をも取入れ、これまで主にキリスト教文化のもとで形成されたひとのこころの構造（一点を中心に展開するこころの構図）から一旦脱却する必要があるのではないかと思うのである。つまり人間のこころの構造を作り出す基本的な構図のレベルにまで立ち戻って、人間のこころを見直してみたいのである。そうすることによって精神障害者のこころも、異なった姿で見えてくるかもしれないからである。

（補）執筆に当って

以上に述べてきた筆者の体験から、本書の執筆を進めていくが、その際には筆者の体験を可能な限りわかりやすく説明するために、随所に症例を提示していきたい。そのことによって読者にも、その具体的なイメージが摑みやすくなると思うからである。

なお提示する症例は、いずれも筆者自身が治療に関与した体験をもとに創作したものか、実例を大幅に改変したものである。ただし症例の創作に当っても、改変に当っても、提示の主旨には影響のない範囲にとどめてある。また症例は、特異な事例を極力避け、実際の精神科臨床において、医療・心理関係者が日常的に遭遇し得る人たちとなるよう務めた。

第一部　成人の高機能広汎性発達障害者の自己‐世界感
――人間のこころの構造の理解のために

人間の「こころの構造」を理解するために、まず特徴的なこころの構造を持つと思われる、成人の高機能ＰＤＤ者の心理学的探究から入っていくことにする。第一部で述べたように、彼らのこころの特徴は、一般者（定型発達者）とも共通した基盤を持っている可能性があり、それを探ることにより、ひろく人間が持つこころの基本構造の基本が浮かび上がってくる可能性があるからである。

そのためにも、まずは高機能ＰＤＤとはいかなる障害であるのか、そしていかなるこころの構造を持っているのかを、正確に知っておく必要があろう。

第一章　成人の高機能ＰＤＤ者の理解の仕方

成人の高機能ＰＤＤを理解するには

高機能ＰＤＤは、ＰＤＤのうち、知的機能の障害のみられない一群を指す用語である。その詳細は後に示す（20頁参照）。

ところでＰＤＤとは、精神医学的には三歳以前から現れてくる発達上の問題であり、その診断基準も、治療計画も、教育的対応も、基本的には子どもを対象として築かれ、発展してきた歴史を持つ。今ここで筆者が取り上げようとしている成人の高機能ＰＤＤ者も、基本的にはこれに相違ない。ただし彼らをめぐる大きな問題は、彼らの多くが思春期・青年期ないし成人になるまで、それと気づかれずに成長してきた歴史を持っていることにある。たしかに彼らは年余にわたって社会の中で成長し、生活し、子ども時代にみられた発達上の問題を自分なりに克服していることが多いといえよう(153)。しかしそのような成人になった彼らの生き方は、しばしば社会の中では特有のパーソナリティ、ないしは人物像を纏って解釈されてしまう。それゆえ彼らは、多かれ少なかれ生きにくさを感じ、ときにそれが種々の身体・精神症状に直結したりもするのである(67)。精神医学や心理学の臨床現場で浮上している現実問題も、まさにこのような状況を抱えた彼らに対する診断や治療、そして対応の難しさである。

さて、これまでの成人の精神医学や心理学においては、そのような彼らのパーソナリティや身体・精神症状に対し、

（発達の問題を持たぬ）一般者、つまり通常の発達をしてきたとみなされた人々を基に築き挙げられた症状論や診断分類で説明がなされてきた。当然それらは、高機能ＰＤＤ者のこころの構造を忠実に反映するものではなかったといえよう。したがって彼らへの対応も治療も、ときに適切とは言い切れないものとなっているように思われる。

今日、成人の高機能ＰＤＤ者を理解するうえでまず必要なことは、彼らが生来持っている「発達の障害」、社会の中で形成されてきた「性格類型」（人物像）、現在認められる「適応の障害」、そして特徴的な「精神症状」の相互関係が了解できるような臨床精神医学的な視点の獲得なのであろう[69]。

ここでは、先ほどの自己感（自己イメージ）を述べた、ひとりの男性例（Ａ氏：初診時二五歳、男性、プログラマー[67]（７頁））をまず挙げておこう。

症例Ａ氏——初診時の印象

Ａ氏は、「会社に嵌められた」、「自分がブログに書いたＳＦのアイディアや文章がテレビドラマで盗用された」などの、被害妄想と精神運動興奮のために精神科を受診してきた男性である。

本人に付き添ってきた母親の話を聞くと、Ａ氏は三年前に大学を卒業し、電気メーカーに技師として就職していた。しかし就職当初より「会社のシステムと自分の考えが合わず、仕事内容をひどく注意され続けた」という。一方でＡ氏は、ブログを開設してその世界に没入し、ＳＦや女性歌手のＭ関係では「全国的に知られる人」となっていたらしい。

Ａ氏が体調不良を自覚したのは就職二年目の秋であり、眼痛と頭痛、手指の感覚の違和感から眼科や内科、整形外科の受診を繰り返した。このころから不眠も目立ち、内科から睡眠薬も処方されていたという。就職三年目の夏（二五歳）、上述の身体感覚によって常時「イライラ」し始め、しだいに「眼が据わり」、異様な風貌となった。そして初診日前日の深夜、Ａ氏は自宅で大声をあげ、「ついにはめられた」と物を壊し始めたという。

初診時に聴取したＡ氏の妄想を記載すると以下のようになる。「自分がブログに書いたＳＦのアイディアや文章がテレビドラマで盗用された。そのような行為は倫理的に許せず、犯人を探し出して裁判にかける。犯人は自分が勤務する会社の中にいる可能性が高い。それは倫理性を持たぬ社内風土、逐一僕の行動を観察して攻撃してくる社員たちを考えると、僕のブログもチェックされていた可能性が高いから」とのことであった。妄想内容は多少誇大性を帯びた被害妄想と捉えられたが、論理的に語るＡ氏の口調からは、現実にあり得る事柄でもあり、さらなる確認の必要があった。幻聴らしき症状に関してもＡ氏は語り、「自分を非難する声（会社の人）が頭の中で響く」という。彼によれば、声の主は実在の社員であり、実際にその人に言われた内容がありありと蘇るような質であるとのことであった。眼痛、頭痛、身体中の違和感、嘔気といった身体症状は今でも続き、これは言語に表現できぬような、「圧倒的な苦痛の体験」であると語られた。

Ａ氏の人物像を確認したところ、母親からは、「おとなしい、無口、マイペース、神経質、きわめて几帳面なところとずぼらなところがある」といった陳述が得られ、これはクレッチマー（Kretschmer, E.）[112]のいう統合失調気質（分裂気質）を彷彿とさせたが、後日会社の上司より得られた陳述によれば、「仕事が自己流」、「分からないことがあっても、他の人に尋ねない」、「結果の報告がない」、「自分の都合を優先させる」、「どんなに皆が忙しくても、定刻になると帰宅する」、「協調性がない」、「何を考えているのかわからない」、「職場で浮いている」などであり、それは成人の高機能ＰＤＤ者の特徴[67]でもあった。

Ａ氏は、自らの希望もあって入院となり、入院後に母親から本人の詳しい発達史が聴取された。

Ａ氏の発達史・生活史と診断

Ａ氏は学者一家に、同胞二人の長男として誕生した。始歩や始語の遅れはなかったが、母親を追い求めた記憶は母親になく、幼児期は「いつもひとりでおとなしく遊んでいた」という。三歳頃から各種の商標に興味を持ち、それを親に見せるでもなく、繰り返し紙に描いたり、漫画に熱中してそのストーリーをほぼ覚え、それをブツブツと語ったりしていた。会話は極端に少なく、幼稚園時代は、ひとり園庭で水溜りや虫の生態観察らしきことを行う姿が目立ち、教師より「独特な子」と評された。一方当時の彼には、近所を走る私鉄の駅名をすべて漢字で書けるなど、特異な才能も目立っていた。

小学校時代もＡ氏は友達に興味を示さず、図書室で本（図鑑など）を読んで過ごしたほか、自宅では入浴や睡眠、起床時間、食事のメニューが固定された。その後Ａ氏は私立の中高一貫校に通学、この時期には二〜三名の「仲よし」が存在したが、母親によれば皆おとなしくて言葉数の少ない人たちで、「ＳＦをテーマとした共通の趣味を持ち、しばしば部屋の中で密談していた」とのことである。学校には淡々と通い、成績も上位、クラスでは「宇宙人」と呼ばれたらしい。

大学は理工系の大学に通学、パソコンに懲り、頻回に電気屋街に出かけたり、ＳＦや女性歌手のＭに熱中し、熱烈なファンクラブの会員になった。講義を欠席したことはなく、毎日定時に帰宅し、帰宅前に必ず夕飯の内容を確認する電話を入れていたという。

以上からＡ氏には、後に述べる幼少時の特異的な発達が確認され、診断的には広汎性発達障害（コミュニケーションの質的な障害はそれほど目立たなかったのでアスペルガー障害）が妥当と思われた。

A氏のその後の経過

ところで、その後のA氏の経過を追ってみると、さらに特徴的な症状や経過をみることができた。たとえばA氏の病状は、入院翌日にはほぼ静穏化され、彼は何事もなかったかのように自床で淡々と本を読んでいた。妄想に関して尋ねると、「あれは事実。世の中にはあのような会社もあるものなのですねえ」と妙に客観的に語り（評論家のような姿勢）、病識は感じられなかった。（入院中に実施した心理検査では、WAIS-ⅢでFIQ=131、VIQ=139、PIQ=118であった）。

退院後のA氏は会社を退職し、淡々と自宅で過ごし始めた。外来場面での彼の話し方は抑揚が不自然、話の内容は事実とその解説で終始し、感情は伝わってこなかった。一方で表情は不自然なほど笑顔で固まり、視点も固定されてまるでカメラ目線であった。そのようなA氏が再就職したのは二八歳になってからであり、就職先はコンピュータ会社であった。その際の就職活動は、両親の強い希望によるものであり、そこに彼自身の意志は読み取れなかった。一方で就職後のA氏は淡々と仕事をこなし、その才能を発揮、周囲からもかなり高い評価を得ているようであった。主治医からすると「仕事にはまり」、それまでの彼の病歴（二五歳から二八歳までの「療養生活」）など、まったく忘れたかのような生活を行い始めた。

A氏のまとめ

A氏の特徴を精神医学的にまとめてみると、彼は幼少時から他人に興味を示さず、ひとりで淡々と遊び、言葉の遅れはなかったものの会話は極端に少なかった。一方で商標や駅名をはじめとする特定の事物へのこだわりが認められるといった、発達上の問題が認められた。すなわちＰＤＤを持つ子どもであったといえよう。その後のＡ氏は、積極的に対人関係を築いたわけではなかったが、中学時代以降は、興味の対象となったＳＦや女性歌手のＭを介して、それなりの対人交流を持つようになった。しかしそのようなＡ氏の容姿や言動は一貫して独特で、幼稚園時代には教師から「独特な子」と評され、また高校時代には級友から「宇宙人」という仇名を与えられていた。

大学時代のＡ氏には、種々のこだわりや決まりごとから、いっそう独特の人物像が髣髴とされるが、それでも得意なシステム関係の知識を活かし、彼は電気メーカーに技師として就職した。しかし就職先では、Ａ氏の独特の人物像、および行動の特性を周囲から日々批判され、適応障害が顕在化してきた。そして圧倒的な苦痛を伴う身体症状、さらには被害妄想様の体験、幻聴様の体験が出現、激しい興奮状態に陥って入院となった。Ａ氏の症状には、「幻覚」、「妄想」、「精神運動興奮」、「身体症状」といった従来の精神医学用語が当てはめられたが、「幻覚」にも「妄想」にも、のちに述べる統合失調症の典型例にみられる病理は見出しにくかった。

このようにＡ氏には、発達の問題、独特な人物像ないし精神行動特性、そして適応の障害、さらには特異な身体・精神症状の出現という一連の流れをみることができた。しかしそれらの有機的な関連はこの段階では謎であり、彼の特異な自己‐世界構造、およびその構築の源泉や過程は、ここまでの記述からは見えてこない。

この有機的な連関を見るには、彼が持っている発達の問題が、いかなるこころの構造を導き、それが一般者からいかなる人物像として評されるか、さらに彼にみられる精神症状および身体症状が、彼のこころの構造からいかに説明されるか、といったことを理解する必要があろう。

第二章　現在の診断基準からみたＰＤＤ

ここではまず、ＰＤＤ者がどのような発達の問題を持ち、どのような基準で診断されるのかを、簡単に確認しておく。

ＤＳＭ-Ⅳ-ＴＲに記載されているＰＤＤの診断基準

現在、精神科診断を行うに当たって、世界的に使用されている基準として、世界保健機関（World Health Organization: WHO）によるＩＣＤ-10[196]と、米国精神医学会（American Psychiatric Association: APA）によるＤＳＭ-Ⅳ-ＴＲ[3]とがある。広汎性発達障害（ＰＤＤ）は、そのいずれにおいても正式な障害としての位置を占め、両診断体系ともその中核に自閉症（ＩＣＤ-10では小児自閉症、ＤＳＭ-Ⅳ-ＴＲでは自閉性障害と命名）を置いている。[注1]ここでは、ＤＳＭ-Ⅳ-ＴＲにおける自閉性障害の診断基準を簡単に紹介しておく。

表1-1に示したように、操作診断的に自閉性障害とは、「対人的相互反応の質的な障害」、「コミュニケーションの質的な障害」、「行動、興味および活動の限定された反復的で常同的な様式」の三つの領域で評価される障害である

（注1）ＤＳＭ-Ⅳ-ＴＲでは、ＰＤＤの中に自閉性障害、アスペルガー障害、特定不能のその他の広汎性発達障害、レット障害・小児崩壊性障害を含めている。これと同様に、ＩＣＤ-10でもＰＤＤに小児自閉症、アスペルガー症候群、非定形自閉症、レット症候群・ほかの小児崩壊性障害を含めている。

る。また、あくまでも三歳以前に、上述の(1)、(2)または「象徴的または想像的遊び」の、少なくとも一つの領域に機能の遅れがみられる障害である。

ＰＤＤに含まれる他の障害、とりわけアスペルガー障害や特定不能のその他の広汎性発達障害の診断も基本的にはこれに準じ、原則として上述の三つの領域のいずれかが明確でないか、三歳以前の顕在化が明確でないことによって診断がなされる。たとえばアスペルガー障害とは、自閉性障害の項目のうち、(2)「コミュニケーションの質的な障害」が目立たないものとなっている。

表 1-1　DSM-IV-TR による自閉性障害の診断基準

A.　(1)、(2)、(3)から合計６つ（またはそれ以上）、うち少なくとも(1)から２つ、(2)と(3)から１つずつの項目を含む。

(1)　対人的相互反応における質的な障害で以下の少なくとも二つによって明らかになる。

(a)　目と目で見つめ合う、顔の表情、体の姿勢、身振りなど、対人的相互反応を調節する多彩な非言語的行動の使用の著明な障害

(b)　発達の水準に相応した仲間関係を作ることの失敗

(c)　楽しみ、興味、達成感を他人と分かち合うことを自発的に求めることの欠如（例：興味のある物を見せる、持って来る、指差すことの欠如）

(d)　対人的または情緒的相互性の欠如

(2)　以下のうち少なくとも一つによって示されるコミュニケーションの質的な障害

(a)　話し言葉の発達の遅れまたは完全な欠如（身振りや物まねのような代わりのコミュニケーションの仕方により補おうという努力を伴わない）

(b)　十分会話のある者では、人間と会話を開始し継続する能力の著明な障害

(c)　常同的で反復的な言語の使用または独特な言語

(d)　発達水準に相応した、変化に富んだ自発的なごっこ遊びや社会性をもった物まね遊びの欠如

(3)　行動、興味、および活動の限定された反復的で常同的な様式で、以下の少なくとも一つによって明らかになる。

(a)　強度または対象において異常なほど、常同的で限定された型の一つまたはいくつかの興味だけに熱中すること

(b)　特定の機能的でない習慣や儀式にかたくなにこだわるのが明らかである。

(c)　常同的で反復的な衒奇的運動（例：手や指をぱたぱたさせたりねじ曲げる、また複雑な全身の動き）

(d)　物体の一部に持続的に熱中する。

B.　３歳以前に始まる、以下の領域の少なくとも一つにおける機能の遅れまたは異常：(1)対人的相互反応、(2)対人的コミュニケーションに用いられる言語、または(3)象徴的または想像的遊び

C.　この障害はレット障害または小児期崩壊性障害ではうまく説明されない。

文献３より一部改変して引用

PDDの診断で注目すべきポイント

ところで上記の診断基準で確認されたことは、PDDとは、あくまでも三歳以前に明らかになる発達の障害であるということである。実際に表1-1に記されている具体的な内容の多くが（(3)の領域を除いて）、学童期あたりまでの発達をめぐる記載で占められている。逆にいえば、成人に至ったPDD者の場合も、操作的診断は三歳以前ないし子ども時代の特徴から、本来なされるという点である。したがって彼らの人物像を描くにしても、それには幼少時からの発達の特徴が反映されている必要があるといえる。[注2]

もうひとつDSM-Ⅳ-TRの診断基準で注目すべきポイントは、上述の三つの領域のうちでは、「対人的相互反応の質的な障害」のみ、二つ以上当てはまる必要があるとされている点である。したがって発達の問題にしても、その後の人物像にしても、もっとも議論されなければならない点は、この領域にあるということなのであろう。

たしかにこの点に関しては、アスペルガー障害（症候群）の名称の由来ともなった、ハンス・アスペルガー（Asperger, H.）の人間学的な記述にも見出すことができる。彼によれば、「人は普通には外界と不断に交流し、常にこれに反応しながら生きているのに対し、『自閉的な者』では、この関係は重く障害され狭搾されている。自閉的な者はただ『自分一人（erselbst）』であり、常に影響と作用を授受している大有機組織体の生き生きした一部ではない。（中略）自閉的精神病質の本質的異常は、周囲に対する生きた繋がりの障害で、これからすべての異常が説明される」[5]というのである（傍点は筆者による）。

このようにみるとDSM-Ⅳ-TRに記載されている「対人的相互反応」とは、乳幼児期からみられる人への本能的

（注2）A氏の場合も、アスペルガー障害という診断は、母親から得られた彼の子ども時代の特徴をもとに行われた。A氏の場合、このような小児期から持っている発達の特徴と、成長した彼の自己・世界感（こころの構造）との有機的な関連への注目が必要となるであろう。

反応のみならず、学童期以降の仲間を志向する行動や「社会性・社会的感覚」などを含み得るものと言えよう[188]。すなわちＰＤＤにおける発達の特異性とは、とくに「外界と不断に交流し、常にこれに反応し」、「常に影響と作用を授受している大有機組織体の生き生きした一部」として生きている姿を標準とした際に、浮かび上がってくる人間学的な特徴と捉えることもできよう。

第三に挙げられる点は、ＤＳＭ-Ⅳ-ＴＲに示されている三つの診断基準のうち、「対人的相互反応の質的な障害」と「コミュニケーションの質的な障害」は連動する（コミュニケーションとは、対人的相互関係の維持や発展のための手段と思われる）が、「行動、興味および活動の限定された反復的で常同的な様式」は上記二つとは一線を画す特徴と思われることである。後に詳しく述べるが（第五部）、上記の二つは、発達の各段階で周囲から期待される（人間としての社会的）機能の不全を表わす特徴である。一方で「行動、興味および活動の限定された反復的で常同的な様式」は、一般のひとには通常は目立たない特徴であり、成人のＰＤＤの人物像を描く際にも、よりＰＤＤらしさを表わすポイントとなり得る[注3]。

高機能ＰＤＤとは

ここで、折に触れて使用してきた高機能ＰＤＤという用語について、簡単に説明しておく。

本章で確認したように、ＰＤＤとはあくまでも発達上の障害であり、このような障害では知的な障害（精神遅滞）も伴うことが少なくないと思われてきた。実際にＰＤＤ概念の中核に位置する自閉性障害（小児自閉症）児も、その典型は精神遅滞を伴う子どもたちとみなされた時代があった。

しかし一九八〇年代頃から精神遅滞を伴わないＰＤＤ者が注目され始め[194]、一九九〇年代頃からは、このようなＰＤＤ者が、従来考えられていたよりはるかに多いことを示す報告が相次いだ。たとえば英国の Chakrabarti[25]らの調査では、ＰＤＤ全体の七四・二％が精神遅滞を伴わない者で占められ、本田らも[72]自閉症の半数近くが、英国のBairdらも[9]六〇・〇％が精神遅滞を伴なっていなかったとした。

このような背景のもと、精神遅滞を伴わない自閉症は高機能自閉症と呼ばれ、精神遅滞を伴わないＰＤＤもまた高機能ＰＤＤと一般に言われるようになった。なおＤＳＭ-Ⅳ-ＴＲやＩＣＤ-10には、高機能ＰＤＤという正式な診断区分は設けられていないが、これまでの知見を整理すると、これには高機能の自閉性障害（小児自閉症）、アスペルガー障害（アスペルガー症候群）、高機能の特定不能のその他の広汎性発達障害（非定型自閉症）の三者が含まれる[64、178]。ちなみに杉山は、知能指数で七〇以上を示すＰＤＤを高機能群としている[176]。

（注３）Ａ氏の場合も、ＳＦの才能や女性歌手のＭへの執着、さらに子ども時代の商標、マンガ、虫など限定された領域への強い興味、大学時代の画一化された日程、夕飯の献立の確認などは、彼の目立った特徴であった。

第三章　ＰＤＤの発達特徴と彼らの自己‐世界感とをつなぐ代表的な心理概念

発達的マイノリティの視点とそれを説明する心理概念

この章では、ＰＤＤ者の発達の特徴と成人の高機能ＰＤＤ者がもつ人物像、自己‐世界感、および「こころの構造」をつなぐ、基本的な考え方を示しておく。

高機能ＰＤＤ者は、繰り返し述べてきたように、すでに子ども時代からいくつかの発達上の特徴を持っている。すなわち、今日われわれが出会う成人の高機能ＰＤＤ者も、「自分一人」の生き方が発達のごく初期から認められ、それを基盤に彼らの生活史が展開してきた一群なのである。その意味で彼らは、一般者とは異なった特殊な発達の道筋を歩んできた「発達的マイノリティ」であるといえる[179、183]。

では、発達的マイノリティとしての高機能ＰＤＤ者の人物像や自己‐世界感（こころの構造）は、いかなる特徴を持ったものなのであろうか。これを考えるにあたって参考になるのが、彼ら特有の認知・行動様式に関するこれまでのいくつかの研究成果である。その主要なものを列記すれば[179、183]、心の理論（theory of mind）の障害、他者の感情の読み取りの問題、中枢性統合の障害（Central coherence deficit）、執行機能（executive function）の障害となるであろう。

心の理論の障害と他者の感情の読み取りの障害

心の理論とは、たとえば「Aさんは X という信念を抱いている」という、他者の心の状態を読む推論系を指す用語であり[169]、この理論を用いたテストにより、ひとの場合三～四歳になると、他者の意図を了解する能力が育まれることが判明している。

この推論系をPDD者の心理研究に援用したのがバロン - コーエン（Baron-Cohen, S.）らの研究グループ[10]である。彼らはPDD者においてこの理論が障害されていること、すなわち他者の意図するところを了解する能力に欠けていることを明らかにした。彼らによればこの特徴は、かなりPDDに特異的な現象であり、そこから当概念がPDDないし自閉症スペクトラム診断の中心をなす社会性の障害を説明し得ると考えたのである[11、13、118、162、163]。

心の理論とともに注目されるものに、ホブソン（Hobson, R. P.）らのグループが提唱した感情の読み取りの障害理論がある。彼らは自閉症では、身体的に表現された他者の感情を読み取る能力が劣ることを示し、自閉症の病理の中心を、むしろ他者との感情の交流の先天的な障害にあると考えたのである[71]。

両見解はそれぞれの論拠を持つ。しかし、実際にわれわれ人間の心理過程を思い描いてみると、他者の思考の理解（心の理論）と感情の読みとりとは、相互に補強しあいながら機能して、つつがない相互理解を可能にしているのが実情と言えよう。他者が、自分とは異なる独自の感情、思考、さらには信条や意見などを持った別個の存在であることを理解し始めるために（すなわち間主観性が成立するために）、むしろ大切と思われるのは、他者の思考や情動、態度を直接認知できる才能を、生来的に持っていることであろうと思われる。この生来的な才能がなければ、当然ながら自分もまた感情、思考、信条、意見などを持つ固有の存在であるという視点を持ちにくいし、また他者と自分自身が同じものを個々の視点で見ていることも十分には理解できないのである[29]。これは、きわめて直感的であり、かつ動的な態勢にまつわる能力であるともいえる。

さて、ここでもうひとつ注目すべき点がある。それは、とくに成人の高機能ＰＤＤ者の場合、この能力の障害を自分なりの対処方法で乗り越えてきている点である（11頁参照）。実際に彼らの場合、心の理論を獲得していることも稀ではない。ただし心の理論とは、どちらかというと理論的で静的な理解の仕方である。このことは高機能ＰＤＤ者の場合、本来直感的、動的な要素を多く持つ他者の思考や感情の認知を、いったん「心の理論」のような理論的、静的な形に置き換えて遂行し、それによって間主観的な相互理解の問題を乗り越えようとしている可能性があることを示唆している。

たしかに高機能ＰＤＤ者は、心の理論の獲得によって、社会的なルールに適応できるようにもなるが、それは本来的な間主観性に基づいた相互理解とは異なって、どこかぎこちなく、しばしば杓子定規なものである。なかには思春期以降、他者の思考や感情を直接認知できないことを内省し、自己の異質性に気づく者もいる[115]のである（第六部参照）。

中枢性統合の弱さと執行機能の障害

心の理論の障害と他者の感情の読み取りの障害を念頭に置いてＰＤＤ者をみると、彼らの場合、成人においても、「対人的相互反応の質的な障害」がみられ得ること、同時に対人的相互反応の媒体となるコミュニケーションも一般者のような発達とは異なり、その「質的な障害」がみられ得ることも理解が可能となってくる。しかしこの両理論では、残りの一つ、「行動、興味および活動の限定された反復的で常同的な様式」に関しては了解することが困難である。この点をも含めて説明する際に有用な概念が、先に列記した心理学的要因のうち、中枢性統合の弱さと執行機能の障害である。

中枢性統合[36]とは、別々の情報をまとめて、状況に応じたより高次の意味に構築していく能力のことである。これによってひとは、入ってくる情報をその脈絡の中で処理し、しばしば細部の記憶を犠牲にしても、情報を包括して高次の意味に纏め上げることができる。これは包括的な情報処理であり、一般の人の場合は、これが知覚のいくつかの側面でみられる局地的情報処理よりも通常優位を占めている[35、44]。一方でＰＤＤ者では、この中枢性統合への志向性が生来充分に備わってないことが判明されてきた。したがって必然的に、知覚のいくつかの側面における局地的情報処理が優位となり、それが局地的なこだわり、すなわち不変性への強迫的欲求、反復的で常同的な運動、狭い範囲の興味および断片化された感覚という、彼らのもつ特徴につながっていくというのである[35]。

もう一つの執行機能の障害とは、包括的情報処理に基づいて、最終的には自分の望む目標とそれを実現するために必要な手順を頭に入れて行動する能力の障害[100、162]を意味する。先の中枢性統合が主として認知面での概念であるとすれば、執行機能はより行動面を強調した概念ともいえ、この両者は連動している。したがってＰＤＤ者は成人になってもなお、基本的には反復的で常同的な運動に親和性を持ち、狭い範囲の興味にこだわりを示すといえよう[注4]。

認知・行動様式の障害を持ちながら発達する自己とは

成人の高機能ＰＤＤ者たちが、中枢性統合の先天的な弱さや、執行機能の障害を持っているとしたら、それらは彼らの自己像の形成にも影響を与えることが予想される。そもそもひとつのまとまりを持った自己が成立するためには、相応の中枢性統合が必要であり、それが弱いとしたならば、断片化された自己（らしきもの）にとどまる可能性があ

（注4）A氏の場合、自分の興味のあるＳＦや女優のMをめぐる領域においては、かなりまとまった思考や行動が可能であった。ただし後日A氏は、ＳＦの才能に関しては、「イメージが勝手に浮かんできて、それをそのまま作品に転写する」と言い、全体のストーリーに関しては、さまざまな場面をゲーム感覚でつないで作っていくと述べていた。それはA氏個人の底に流れる人生経験が、総合的に反映されたものではないという。

るからである。

ここで興味が持てるのは、バロン‐コーエンらの研究グループが、「心の理論」の障害、中枢性統合の先天的な弱さを総合して導いた、自閉症における「心に関する盲（mind blindness）」障害仮説である。この研究グループ[37]によれば、ＰＤＤ者は表象を認知しても、それをメンタライジングする作用が欠けているというのである[175]。メンタライジングとは、認知したものを、その対象からいったん離れて「自分固有のものとする」作用であり、ＰＤＤ者の場合、そのような志向性が生じにくいという。

さらに執行機能に障害があると、「自分のもの」となった情報を基にして、自分固有の活動を組み立てようとする志向性も薄くなる。たとえば課題を与えられたとき、それをただ自動的には遂行できても、その課題を「自分のものとして」纏め、それに基づいて他人に、自分固有のメッセージを発するような行動は生じにくい。たしかに彼らには、自動的な行動が少なくない。むしろこの自動的な行動が、生来的に彼らの生きる世界の「地」を形作っており、したがってＰＤＤ者は、決められた規則を「自動的に」生きる傾向を持つのであろう。このようにみると、彼らが当然のように規則のままに生きている（日常の決まりごとにとらわれる）のも了解が可能である。

ここまでで分かってきた高機能ＰＤＤ者の人物像とは、以下のようになる。すなわち彼らは発達のごく初期から、他者の思考や感情を直感的に捉えられず、自分一人を生きている。認知したものを「自分のものとして」認知する志向性を持ちにくく、したがって思春期以降も、自分が感情、思考、信条、意見などを持つ固有の存在であることをあまり認識しないで生きる傾向をも持つ。当然他者が自分とは異なる固有の感情、思考、信条、意見などを持った別個の存在であることを理解する能力（ないし姿勢）も十分に育まれない。そしてときに環境とは関係なく、ときに環境に直接縛られて自動的に生きる特徴を持っているのである。この特徴はまた、彼らの自己‐世界感（すなわち自分を如何に感じ、世界を如何に捉えるか）を表わしたものでもある。

ところで、アスペルガーのいう「普通には外界と不断に交流し、常にこれに反応しながら生きる」こと（19頁）や、中枢性統合ならびに執行機能を持つことが人間として期待される機能であるとすれば、この特徴は、ある種の人間としての機能不全を意味することになろう。しかしここで重要なことは、高機能ＰＤＤ者は、人間としての機能不全では説明しきれない、彼らなりの生き生きとした世界を生きてもおり、ときには素晴らしい能力をも発揮することである。そこで次に問題となってくるのが、彼らの生き生きとした世界とは、いったい如何なる特性を持ったものなのかということである。

Folk physics（大衆物理学）領域の認知・思考の世界

高機能ＰＤＤ者に展開される世界のさらなる特徴をつかむにあたり、有用と思われるのが、バロン - コーエンら[14]の研究グループによって提唱された、folk physics（大衆物理学ないし巷の物理学）と folk psychology（大衆心理学ないし巷の心理学）という対概念である。これは、ひとの脳が対象の動きを捉える際に依拠する二つの認知処理の領域（ないし思考の領域）を学問の分野になぞらえたものであり、人間全般を視野に入れた考え方である。

Folk physics 領域とは、物事を認知する際にヒトの脳が、それをいわば物理学的対象、物質的存在として捉えようと働く領域を意味し、その領域において脳の機能は「あらゆる類の事象の物理的原因の探求」へと作用する。一方 folk psychology 領域とは、それをいわば心理学的対象、社会的存在として捉えようと働く領域を意味し、その領域において脳の機能は「他人の心の理解」、他者の感情の読み取りへと作用する。[15] 通常 folk psychology 領域は、生後十二カ月までには成立し、その後一般者の場合では、folk physics と folk psychology の両領域が過不足なく発達する。心理学でいう自己（社会的な個）の形成も、このような脳機能の様態を基盤にしているものと思われる。もちろん教育も、両領域を発達させるよう導く（166頁参照）。

さて、このような理論を前提とすると、高機能ＰＤＤ者の生きる世界は、どのように理解されるであろうか。バロン‐コーエンらの得た結論は、ＰＤＤ者ではfolk psychology 領域が発達しにくく、彼らの脳は生涯を通じてfolk physics 領域に依拠して働くという見解であった。この見解は、まさにＰＤＤ者が発達的マイノリティであることを示唆すると同時に、とくに高機能ＰＤＤ者はfolk physics 領域を高度に発達させる一群であることを示唆する。つまり彼らの生きる世界では、その脳の機能様態から、あらゆる事象をまずは物質的存在として捉え、さらにはそのメカニズムや原因の探求を志向していく方向性がみられると考えられる。

　ところでfolk physics とfolk psychology という対概念を提示したバロン‐コーエンらであったが、彼らの研究が目指したのは、あくまでもひとのこころと（生物学的な）脳機能との関連であったように思われる。Folk physics とfolk psychology も、その中で注目された概念であるが、これらは正確には認知処理や思考といった心理・社会的な要因の混在した現象領域といえ、純粋に生物学的な脳の機能の指標とは異なる。そこで彼らが注目したのは、ひとがもつより生物学的な動因（drive）という概念であった。彼らはこの動因にやはり二種類を仮定し、それぞれをシステマイジング（systemizing）、エンパサイジング（empathizing）と命名したのであった。システマイジングとは、事象を体系化ないし分類化しようとする動因、エンパサイジングとは、事象に共感しようとする動因である。彼らの仮説は、ひとの脳は生物学的にこの二つの動因を持っていること、その動因の比率もまたそれぞれの脳によって異なっている可能性があるということにあった。

　実際に彼らは、この二つの動因を測定するそれぞれの質問紙（Systemizing Quotient: SQ[16] とEmpathy Quotient: EQ[17]）を開発し、上述の仮説の実証を試みている。ちなみに、現在バロン‐コーエンらの論は、上述の二つの動因のバランスモデル（Empathizing-Systemizing モデル：E‐Sモデル）へと発展し、興味深い結果を見出している。たとえばＳＱでは男性の、ＥＱでは女性の平均得点が高いことが判明し、そこから男性と女性の脳の生物学的相違を数値上で実証した。また彼らはE‐Sモデルに基づいて、図1‐1のようにひとの脳のタイプを五群（極端にＳ優位のExtreme Type S、S優位のType S、両者のバランスの取れたType B、E優位のType E、極端にE優位の

Extreme Type E）に分類、そしてＰＤＤの場合、健常者に比して明らかにExtreme Type SやType Sに属する者が多いことを明らかにしたのである[18]。つまり高機能ＰＤＤ者もまた、生物学的にはシステマイジングがきわめて優位な一群であることが示唆されたといえよう。

さて、以上のバロン - コーエンらの論を筆者なりに捉えなおしてみると、以下のことが言えるように思われる。すなわちfolk physicsという認知・思考領域はシステマイジングという動因のもとで、folk psychologyという認知・思考領域はエンパサイジングという動因のもとでそれぞれ形成されるが、その形成には心理・社会的な種々の影響が加わる。またひとのこころは、どちらの動因を多く持つかによって、よりfolk physicsに親和性があるか、よりfolk psychologyに親和性があるかが決まる傾向がある。そのような中で高機能ＰＤＤ者の脳は、生来的にエンパサイジングという動因があまり作用せず、反対にシステマイジングという動因が遺憾なく発揮され、高度なfolk physicsの領域が形成される一群と思われる。たしかに彼らの中には、コンピュータ形式の思考に強く魅かれる者が少なくなく[14、35]、提示したＡ氏のように、社会の中でその才能を発揮する者もある。

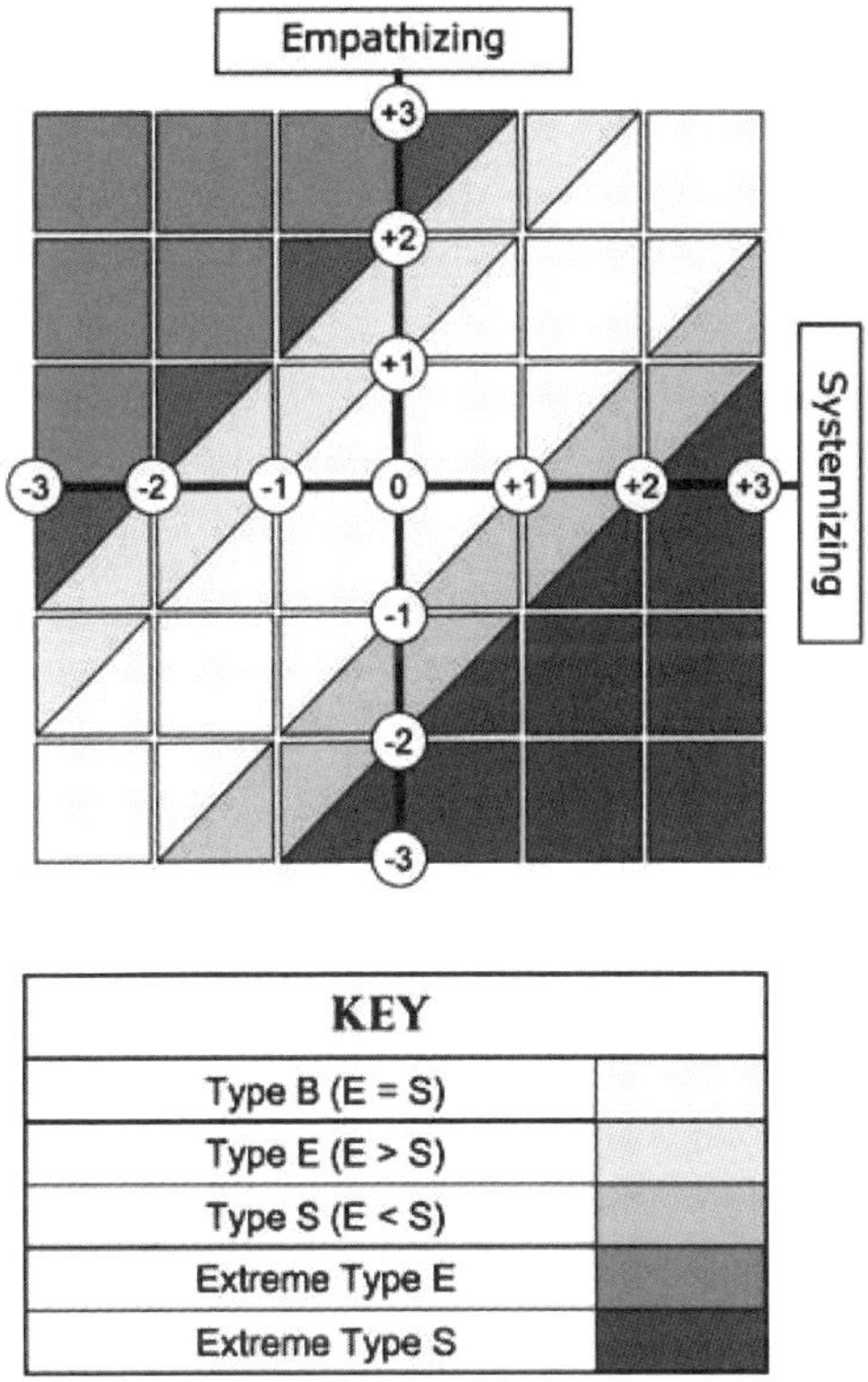

図 1-1　バロン - コーエンらによる E-S モデル
文献 18 より引用

第四章　高機能ＰＤＤ者の自己 - 世界感の特徴

従来の心理学における自己 - 世界感

ここまでで、社会で生活している成人の高機能ＰＤＤ者は、folk physics 領域の認知処理様式を遺憾なく発展させながら、何とか社会に適応しようと発達を進めてきた成人であることが理解できた。ところで彼らが社会に出れば、そのような彼らを周囲の者は、当然一個の人間として見る。彼らとの関係が深まれば、周囲の者は彼らの中に自分たちと同じような固有の世界感と自己感があるものと想定し、それに共感しようとしながら、ともに仕事をしたり生活をしたりもするであろう。周囲の者が覚える高機能ＰＤＤ者の違和感とは、まさにこのようなときに生じるものと思われる。

ここで改めて問われるのが、社会的存在としての自己とはいかなる特徴をもっているのかということである。これをめぐってアスペルガー自身、本来人間が根っからの社会的存在であり、社会とつながりを持ち、社会によってつくられる点を強調した。彼はまた「知性的」に語の意味を理解する以前から、ひとは他人の言語の表現資質、つまり命令や禁止、愛や優しさ、怒りや憤懣に対して繊細な理解を持つとも述べている[6]。これは先に述べた、直感的な他者の思考、感情の把握能力と一致すると同時に、一般の人の脳が生来持っている基本的機能のひとつ、すなわちエンパサイジングという動因に支えられた現象といえる。

ただし社会的存在としての自己とは、それだけでは成立しない。すなわち、以上のような前提のもとに、固有の世界感と自己感をきちんと育む必要があるのである。これまで述べてきた心理学的要因でいえば、中枢性統合や執行機能を基にした個の確立が必要といえる。つまり従来の発達心理学、自我心理学が追究してきた自我ないし自己の確立という現象である。

高機能ＰＤＤ者の自己 - 世界感の特異性

一方、Folk physics 領域の認知・思考領域をかなり優位に持つ高機能ＰＤＤ者の生きる世界は、基本的には双方向性のあまりみられない世界であり、彼らの自己感もまたそのような世界で成立している可能性を持つ。

先にも述べたように、中枢性統合の弱いＰＤＤ者は、外部からの情報、さらには自身の記憶や思考、感情すらも、自己固有のものとすることが困難である。したがって彼らはそもそも自己というものを中心にして、過去の体験に固有の意味を与え、それに基づいて現在の自分を捉えようとする傾向に乏しい。固有の時間体系（自分自身の歴史）の中に自己を位置づけていく作業にも馴染まない。したがって、固有の空間・時間の中で自己を感じるといった感覚にもあまり馴染んでいない。これもまた一般者の自己感とは異なることを意味しよう。それでは、彼らの世界はどのように構成され、その中での自己感があるとすれば、いかなる構造に支えられたものなのであろうか。

ここで参考になるのが、Ａ氏によって語られた自己 - 世界感である。もう一度それを記述すると、「僕の頭はタッチパネルで、縦横に規則正しくアイコン（ないしマス）が並んでいます。そのひとつひとつに重要な内容が入っていて、……僕は必要なときに必要なアイコンにタッチするのです。そうするとそこにウィンドウのように世界が開けていき、僕はそこを生きて、そこで仕事をするのです。……別の部分をタッチすると、そこにまた僕がいます。全体としてタッチする順番が決まれば、僕の一日は順調に流れてストレスも貯まりません」。このように述べると同時に、彼はこれを図1-2のように示した。

実はこれに類似した自己 - 世界感は、他の高機能ＰＤＤ者からも比較的多く語られ、たとえばそれを駅のコインロッカーや箪笥、さらにはビデオ書庫にたとえる者もいる(35、67)。

さて、Ａ氏はタッチパネルをめぐって、さらに次のように述べている。つまり彼が「自分とは何かと尋ねられれば、しいて言えば、このパネルを操作するパネラーである。もっと具体的に言われれば、通勤電車（○○鉄道）で通勤し、プログラマーの仕事をし、家族四人で食事をし、夜ブログを書いている人となる」という。「さらに自分らしさ

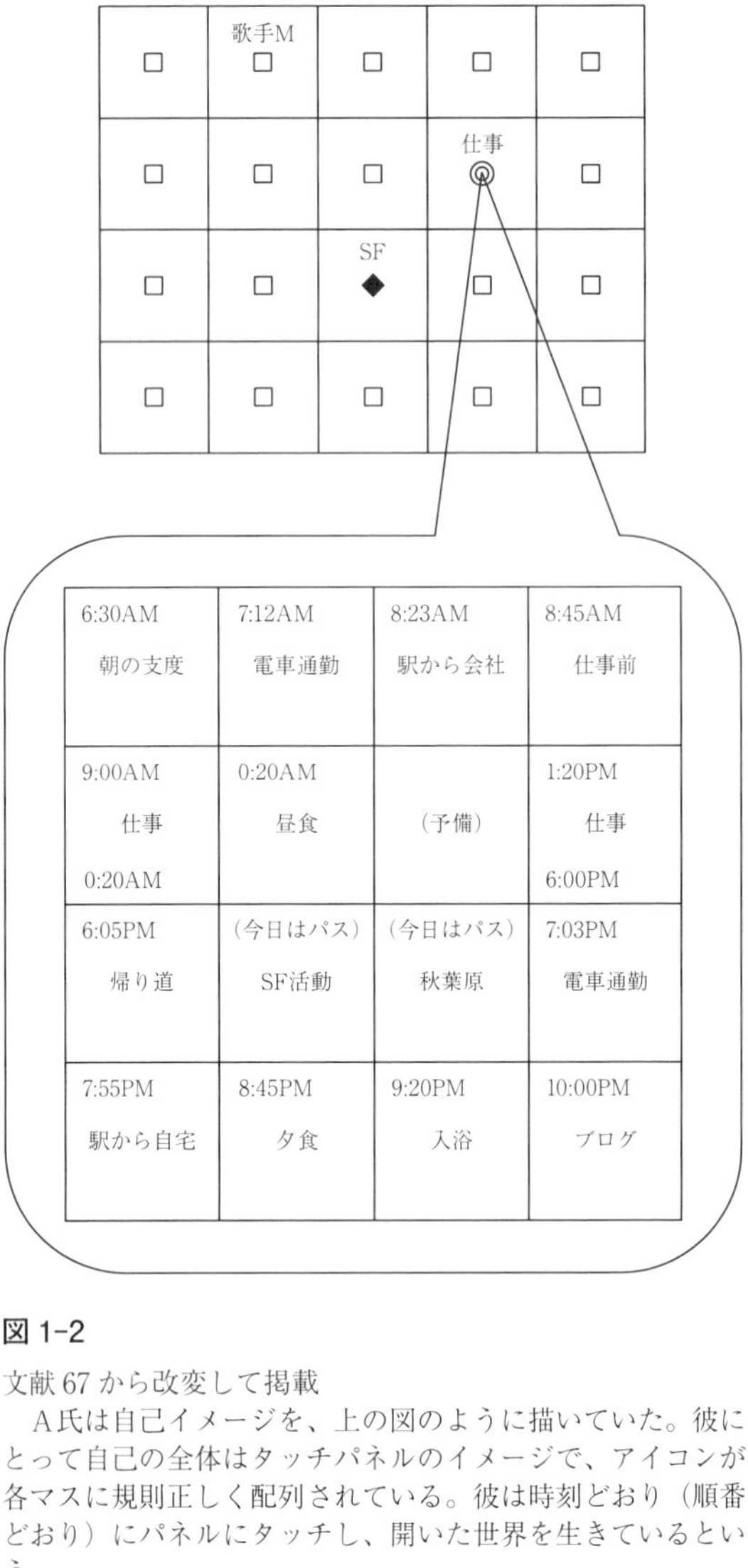

図 1-2

文献67から改変して掲載

Ａ氏は自己イメージを、上の図のように描いていた。彼にとって自己の全体はタッチパネルのイメージで、アイコンが各マスに規則正しく配列されている。彼は時刻どおり（順番どおり）にパネルにタッチし、開いた世界を生きているという。

なおこの陳述が得られたころのＡ氏は、プログラマーとして働き始めてから３年目、社内でそれなりの評価を得ていた時代である。この時代には、SFの活動も再開しており、休日はほとんどSF仲間とのメールの交換に、時間を費やしていたようであった。

を聞かれれば、答は、このパネルが自分独自のものであるとしか言いようがない」。そして彼にとって当面大切なことは、「パネラーの仕事をつつがなく行うことであり、開いた画面をもまた正確に遂行すること」であるという[67]。

　A氏に限らず、タッチパネル状の自己 - 世界感（コインロッカーやビデオ書庫の場合も同じ）には、次の二つの特徴があるようである。

　一つ目は、通常彼らの世界は、開かれたウィンドウの中で展開し、彼らはその中身、つまり対象側と一体化した存在様式をとっており、したがって彼らは認知対象との間に心的距離を持っていないことである[179]。このような存在様式では当然、他のウィンドウ内の対象は完全に射程外、ないし「コントロール外」のものとなっている。この種の自己感は、まさにアスペルガー自身の見解、「自生的に人格の中心から出発し、種々の外的な状況にふさわしい反応を取らなければならない正常な行動と違って、（中略）限定化（ほかの領域は沈み込んでいる）[6]」しているという指摘と一致するものである。

　二つ目は、各ウィンドウを離れてパネル全体を俯瞰し、全体をコントロールする自己 - 世界感もまた存在しており、このような自己感が、おそらく社会適応において重要な役割を演じている点である。しかしその統合もまた、一般者のように「自生的に人格の中心から出発」し、自ずと全体がひとつにまとまっていくようなものではなく、あくまでもそれは意図的な（パネラー的な）統合作業である。ちなみにA氏と同様にタッチパネル状の自己感を持ち、パネラー的存在を意識しながら社会適応を果たしてきたある技術者は、「僕の人生はゲームです。僕自身がパネラーのようなものですから」と述べている。

一般者における自己の確立の過程

　高機能ＰＤＤ者の自己感はたしかに特徴的なものである。それでは、従来の発達心理学や自我心理学において、一般人の自己の確立は、どのように得られると説明されてきたのであろうか。ここではごく簡単に、そのポイントのみを記述しておく。

一般に人は身近な人に同一化し、これを手本として自分の中に取り入れる。実際にはその繰り返しの中で自己が形成され、自己同一性が獲得される[33]。しかし自己同一性を獲得するには、自分が相手に一方的に依存して相手を取り込もうとするだけではなく、相手もこの自分の存在によって何らかの影響を受けている、あるいは自分の存在が相手にとって意味を持っていると感じられる必要がある。このことは、一旦は同一化した相手から分離し、その相手との間に、適切な距離のある「対象関係」の視点を持てることが前提となる[204]。つまり、周囲の人々との間に適切な距離ができるのと、自己同一性が確立（個が成立）されるのとは相即不離の関係にあるといえよう[204]。そしてこの距離感が、心の中で自極と他極（自分側と相手・対象側）を適度に分離し、それによってひとは、自分と周囲との間に生じているさまざまな事象を、自分側で引き受けながらひとつの核を中心に統一し、それらを自分固有の体験としていくことを可能とするのである。またこのような作業の積み重ねが、自分固有の感覚、すなわち「私自身」という自己感の体験をも導くものと思われる。

ただ、獲得された自己が確固としたものとなるためには、もう一つ重要なポイントがあるようである。それは、われわれ一般人の場合、適切な距離をもった対人関係の中で自己の内容が安定し、そして豊かになっていくことである[204]。ジェイムス（James, W.）[81]は、「人間は、自分を認めてくれ、自分についてのイメージを内に蔵してくれている個人の数だけ、社会的自我を有する」と述べた。「自己」とは、いくつもの像を内に孕みながら統合され、かつ重層化していくもののようなのである。またそれに対応して、周囲の人物（や自分を取り囲む状況）もまた重層化して自分の前に立ち現れてくるようなのである。われわれが持つ重み、厚み、余裕、安定感などの感覚はここから生まれるのであろう。

一般者と高機能ＰＤＤ者の自己‐世界イメージの理解に向けて

ここでタッチパネル型の自己のあり方（自己‐世界感、「こころの構造」）が、一般者の自己‐世界のあり方とどのように異なるのかを、もう少し明確にしておく必要がある。その際参考になるのが、自己イメージの象徴としてユング（Jung, C. G.）[84]が注目したマンダラ図である。

ユングの注目したマンダラ図は、世界各地にあまねく存在するほぼ共通の構図をもったものであり、人類共通の精神（自己‐世界感）の基本構造を反映しているものでもあるという[84]。ユングはそれを、とりわけ西欧人の精神現象の解明に援用して、心理学を発展させたようである。その基本構図は一つの核を中心に放射＋同心円状（場合によっては螺旋状）をしたものである。ちなみにその完成形では、すべての心的要素がこの構図に基づいて秩序付けられているか、あるいはさまざまな無秩序なもの・対立しているもの・結合できない要素が、その構図の中に整然と配列される[84]ことによって、全体としてひとつに統合された形態をとっている。つまり一般の人の「こころの構造」は、中心ともいえる核を持ち、それを中心にすべての心的要素が統合されていく構図（イメージ）として描かれ得る。たとえ各人に個性があったとしても、ユングに倣えばそれはあくまでもその心的要素の統合の具体的なあり方（各心的要素の配置のあり方）に過ぎず、全体の構図自体は共通しているとみなすことができよう。

一方、タッチパネルで表現される自己‐世界感は、ユングが注目した基本構図からはかけ離れた構造をなしている。図1‐2で示されたように、ＰＤＤ者の自己‐世界感は、格子状の基本構図の上に形成されているようなのである。ここで思い浮かぶのが、「はじめに」でも述べた、わが国で幅広く知られている密教のマンダラ図（自身の存在のあり方を視覚的に表わしたもの）のうちの金剛界マンダラである。ちなみに密教では金剛界マンダラと胎蔵界マンダラの二つの精神世界の構造様式が示されており（図1‐3、4）、金剛界は男性的原理にもたとえられ、理性的、絶

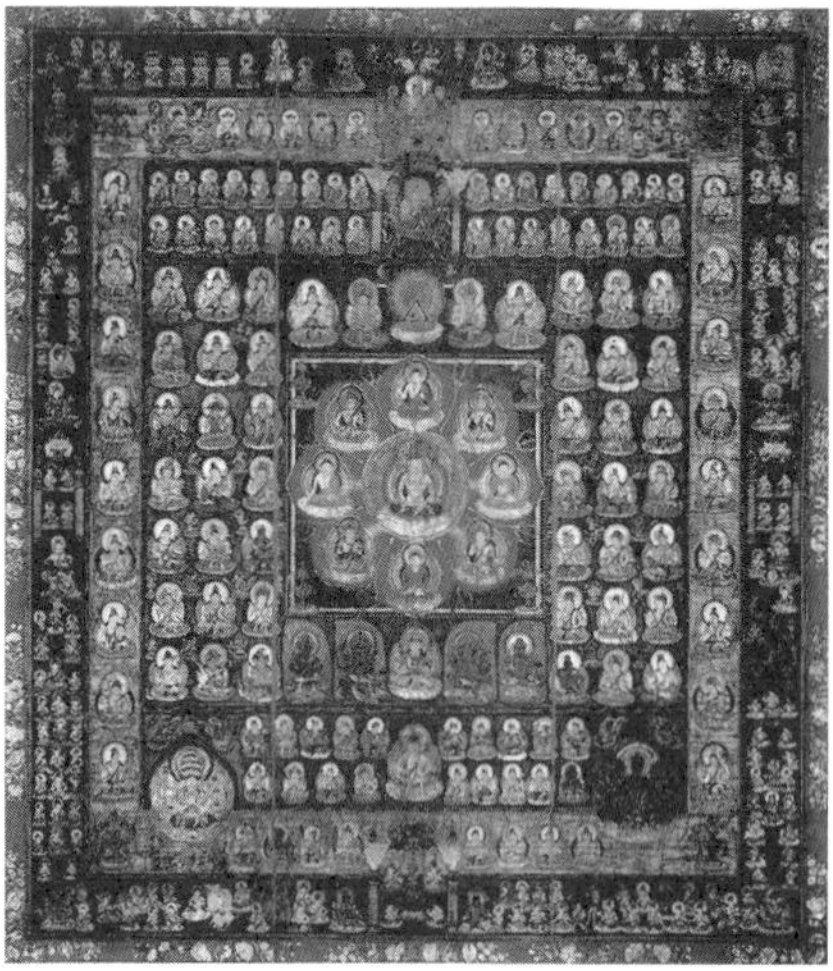

図 1-3　曼荼羅図　胎蔵界

文献 200 より引用

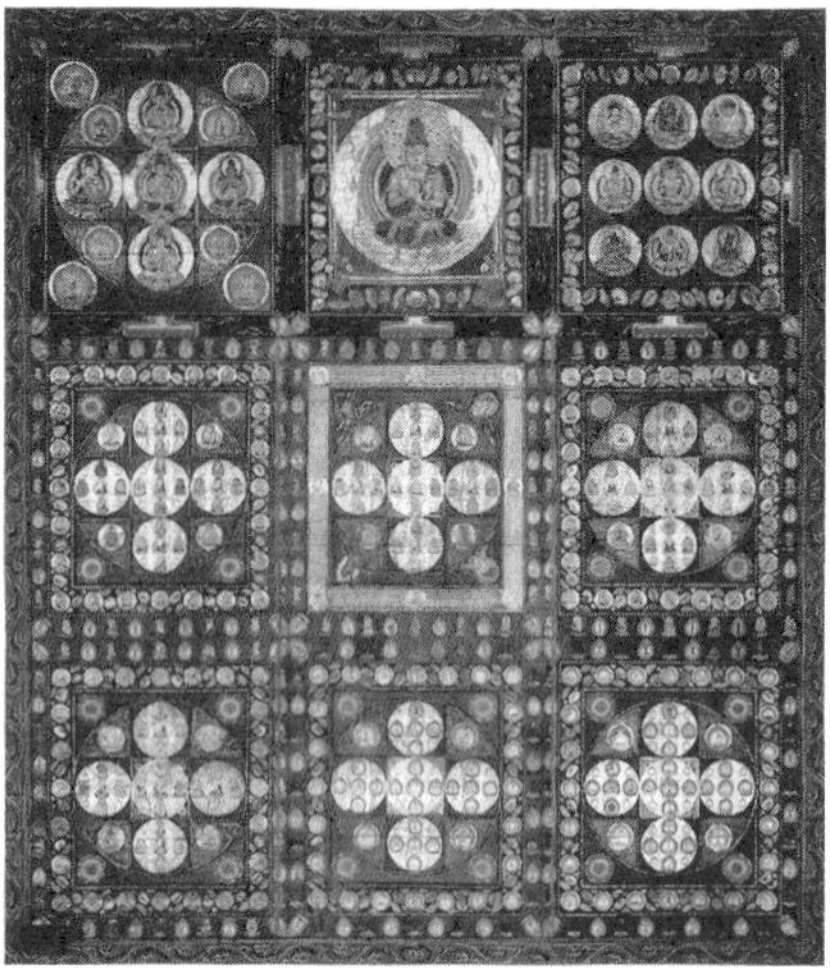

図 1-4　曼荼羅図　金剛界

文献 200 より引用

対的な知恵を象徴し、胎蔵界は女性的原理にもたとえられ、感性的、可能的な活動性を象徴する。[132] 金剛界マンダラの構図は、その全体像を見れば格子状であり、それはまさにタッチパネル状に展開する世界である。

ここで、二つのマンダラ図の基本構造に注目すると、まず胎蔵界マンダラで象徴される自己‐世界の構造は、中央の核を中心に、放射＋同心円状に世界が展開され、これこそユングの注目した基本構図を持つ。すなわちこのこころのあり方は、常に自己（核）を中心に対象を眺め（放射状のイメージ）、自己（中心）との距離をも斟酌しながら（同心円状のイメージ）、対象を把握しようとする志向性を基本としている。先に述べたバロン‐コーエンの論と照らし合わせると、放射状イメージは、自分を中心に展開する世界のあり方を象徴し、対象世界との一体化ないし他者との同化や共感、すなわちエンパサイジングという動因の働き方を髣髴とさせる。そして放射＋同心円状イメージは、共感（放射状構図）を基にしながらも、自分との距離（中心からの距離）を勘案して対象が持つ自分にとっての意味や、対象にとっての自分の持つ意味（相手の心の動き）を同定しようとするこころの作用、すなわち folk psychology 領域の認知・思考様式を髣髴とさせる。

一方で金剛界マンダラの構図は、構造として核をもたず、その精神作用は、「自生的に（人格の）中心から出発するもの」ではなく、全体対象をまず枠によって分割し、部分ごとの性質を明らかにし、次にそれぞれの関連を見出そうとする姿勢を想起させる。これはシステマイジングという動因の働き方、すなわちfolk physics領域の認知様式を創り出すこころの作用を髣髴とさせるものである。（注5）

このようにみると、高機能ＰＤＤ者の自己-世界感は、その構築の端緒からして奇想天外なものとも言い切れない。もちろん彼らが持つに至ったタッチパネル様の自己-世界感は、第二部で述べるように、完成された金剛界が表わす自己-世界そのものではない。しかし「格子」を基本構図としている点では、ある種の一般者（とくに男性）と共通しているといえよう。

社会を生きる高機能ＰＤＤ者の自己のあり方

以上、高機能ＰＤＤ者の自己の特徴として、タッチパネル型の自己-世界像を据えたが、これはあくまでも、意識前のこころの構造レベルの特徴である。したがって高機能ＰＤＤ者のすべてが、この自己-世界像を明確に持って生きているわけではない。これはわれわれが、たとえば放射＋同心円状の自己イメージを明確に意識して生きているの

（注5）胎蔵界と金剛界の認知のプロセスの特徴は、右脳と左脳の神経細胞のネットワーク形成過程とも符合するところがあり、興味深い。たとえばRourke. B. P.ら[167]によれば、右大脳半球内の神経系では、まず長距離システムの成長が起こり、時間経過とともに短距離の下位構造の成長へと移行する。対照的に左大脳半球内では、短距離の皮質内成長の後、長距離の結合システムの成長が起こるという。すなわち右半球内では、統括された構造を持つシステムからサブシステムの分化が進められ、反対に左大脳半球内では、まず分化したサブシステムが形成されてから、それを機能的に結合する発達連鎖が起こると解釈される。

もちろん自己-世界感と神経細胞のネットワークを同次元で述べることは危険である。しかしこころの構造や機能を、大きく二つに類型化し得ることは、発生学的にみても詭弁ではないと思われるのである。

ではないのと同じである。

社会の中で一定の適応をしている高機能ＰＤＤ者の場合、むしろ社会の中では、一般者にも通用する「人物像」を持つことも少なくない。先に述べたように彼らもまた社会を生きる際には、周囲から固有の「人物像」を持っていることを要求されるからであろう。それはユングに倣えば、おそらく放射＋同心円状の自己イメージに象徴される「人物像」なのであろう。当然彼らにはそのような自己‐世界像を描き出すことは難しい。したがって彼らは、しばしば既成の人物像を導入し、それにピッタリ合わせて生きることで対処している。たとえば、プログラマー像、職人像、学者像などがそれである。

ところでこのような彼ら生き方を、改めてタッチパネル構造と符合してみると、彼らの自己のあり方がさらによく見えてくると思われる。たとえばＡ氏は、ＳＦの世界では社会から注目される存在であり、人間同士の交際も活発であり、信望も厚いという。彼はその世界で活躍し、「生き生きとした」気分を実感している。ＳＦの世界における彼の人物像は、その部分のみに注目すれば、多少とも「社会適応的」といえそうである。一方でプログラマーとしての彼もまた社会で一定の適応をしており、それは図１‐２に示したように、スケジュール表のような形をした自己‐世界である。彼は「一般的なプログラマーを生きているだけで、さほど楽しくもない」と淡々と語っているが、彼はそこにも「生き甲斐」を感じているようである。この世界における彼の人物像は、「一般型自己」とは多少異なるものの、それは世間一般が思い描くプログラマーなのかもしれない。

Ａ氏から推察されることは、タッチパネル型自己は、複数の人物像が持たれ得ること、そして本人の視点に立てば複数の自己‐世界を、それぞれ独立して持ち得ることである。彼らにとって生きる世界の主体は、各ウィンドウの中なのである。(注6)

「ＰＤＤ型自己」と「一般型自己」

本章で述べてきたことをまとめると、一般者、なかでも十九世紀以降の標準とされた姿を持つ者の場合は、対象を認知する際、常に対象を分析しながらも、それを自分固有のものと位置づけていき、対象と適切な距離をとっている。またその積み重ねの中から確固とした（固有の）自己感を持つようにもなる。対人関係においては、他者を自分との関係で捉え、その中で自分自身の固有の自己と、他者がもつ固有の自己とを自然に認識し、尊重する姿勢が生まれてくる。このような者の自己-世界感をイメージ化すれば、おそらくその構図はユングが注目した胎蔵界マンダラ図（すなわち放射+同心円状構図）となる。

一方で高機能ＰＤＤ者の自己は、一般者よりもはるかに格子状原図を基礎として形成され、機能している。すなわち彼らは、本来的に対象に引き寄せられて存在し、対象と適切な距離のとれた（固有の）自己感を持ちにくい。対人関係でも、一般者のように自分との関係で捉え、他者が持つ固有の自己を認識する方向にこころが作用しにくい。その一方で高機能ＰＤＤ者では、対象を正確に分析し、（他者との関係を含めて）客観的な真理をつかむ方向に精神作用は向けられる。そしてそのような彼らが持ち得る自己-世界感をイメージ化すれば、タッチパネル状のものとなる。以前に筆者は、高機能ＰＤＤ者にみられる自己構造を「ＰＤＤ型自己」、一般者の自己構造（主に十九世紀以降求められてきた標準的な自己構造）を「一般型自己」と呼び、その特徴を表1-2のようにまとめた。

（注6）筆者の臨床経験によれば、各ウインドウの容量や構造は均質ではない。A氏におけるＳＦの世界やプログラマーの世界のようなひとりの人物像を構築しているものもあれば、旅行の一連の映像（旅行のプランと実際の現地での情景）のようなものもある。なかには一瞬の苦痛な場面（いじめられ体験）だけのこともあり得る。ただしいずれも、それに相応した気分や感情が伴われており、それが彼らの特徴的な病理として捉えられることもある（第五部参照）。

表 1-2　PDD型自己と一般型自己との比較

		PDD型自己	一般型自己
究極の自己イメージ		格子状の原図を発展させ、タッチパネルの構造をとり得る。各格子の中身も基本的には格子状構図である。	基本的には放射状と格子状の両原図を持っている（第2部参照）。ただし現代社会の中では前者が優位であり、究極的には放射＋同心円状の構図を完成させる。
志向性と認知領域	精神作用の方向性	対象の中に入りこみ、それを分析する方向性を持つ。一方で全対象を俯瞰的に眺め、統合的にとらえようとする方向性をも持つ。（パネラー的存在様式）	自己（の核）を中心に対象を眺め、自己との関連（距離も含む）で対象をとらえ、また自己との関連で対象を統合しようとする方向性を持つ。
	E-S モデル	過度のシステマイジング志向性であり、エンパサイジング志向性を本質的にもちにくい。	エンパサイジングとシステマイジングの両動因を持つ。（男性はシステマイジングが優位、女性はエンパサイジングが優位である）。
	認知・思考領域	主に folk physics 領域	Folk physics、folk psychology の両領域を持つ。ただし19世紀以降では folk psychology 領域への志向性が特に尊重されてきた。
対象との距離 環境（物理的条件・規則）との関係 個の視点		自己は対象に引き寄せられて存在し、対象との距離は持ちにくい。→　環境に縛られ、自分固有の感覚（個の視点）は持ちにくい。	自己と対象との距離が適切に保て、それゆえ体験された対象に、自分固有の意味を与えられる。→ 自己は環境から自由になり、自分固有の感覚を持つことができる。
社会の中の生き方		内界に特定の人物像を設定し、そのイメージを生きることがある。	あくまでも自分自身（個）を生きる。

文献67より改変して引用

第二部　人間のこころの構造と心理学・精神医学

第一章　人間のこころの構造を理解する

高機能ＰＤＤ者からみえてきた人間のこころの構造をめぐる論点

第一部では、人間のこころの構造を捉えるに当り、まず高機能ＰＤＤ者のこころに焦点を当てた。それによって本書のテーマである、「人間のこころの構造」を論じる際のポイントが整理されたようにも思うのである。ＰＤＤとは、「こころの発達」が一般者とは全般的に異なった「発達的マイノリティ」であり、彼らのこころを把握するには、種々の心理的要素（これには認知や行動も含む）の特異性を超えた、こころ全体の構造と機能とを統合的にとらえる視点が、どうしても必要となる。今述べた「人間のこころの構造」を論じる際のポイントとは、このこころ全体を眺める視点をもつということである。

ところで「人間のこころ」の探究が、世界を舞台として推進されたのは、おそらく十九世紀末以降の心理学および精神医学の急速な発展と展開に依るところが大きいと思われる。しかし心理学においても精神医学においても、こころ全体の構造やこころ全体の機能を直接論じた研究は思う以上に少ない。その一方で現在の研究の多くが、おそらく「一定の」こころの全体構造、「一定の」こころの全体機能を前提としながら論を展開していることもまた確かであると言えよう。こころ全体の構造や機能の問題は、現在の多くの研究や著書においては、棚上げされていると言っても過言ではないように思うのである。

現代におけるＰＤＤの注目は、改めて（棚上げしてきた）こころ全体の構造と機能を論じなければならない時代が到来していることを意味しているのかもしれない。第一部で紹介したバロン‐コーエンらの業績は、まさに人間のこころ全体の機能をめぐる議論である（それはひとの脳の機能のそもそものあり方をめぐる議論でもある）。だからこそそれは、発達の原点まで遡りうるような根源的な理論であり、ＰＤＤのこころの機能（脳の機能）の核心をも理解し得るものであったように思われるのである。ただ筆者が第一部で注目したのは、社会で生活している高機能ＰＤＤ者の自己‐世界感であった。それは機能という局面ではなく、（こころの）構造という局面をみないと、把握が困難な領域でもある。もちろんこころの構造と機能とは、不即不離の関係にあるものと思われる。こころの構造がこころの機能に方向性を与え、一定の方向性を持ったこころの機能がこころに一定の構造をもたらすと思われるからである。

ここで求められるのがバロン‐コーエンの folk physics ‐ folk psychology 論、さらには脳機能をより忠実に反映していると思われるシステマイジング‐エンパサイジング論に匹敵するような、万人に還元できる「こころの構造」のモデルなのであろう。つまりひとの脳が生来的に構成し得るこころ全体の構図にはどのようなものがあるのか、その後ひとが人生を歩む中で発展させ得るこころの構造とはいかなる傾向を持ったものなのか、ということである。第二部では、その点をめぐって筆者なりに考えてみたい。

仏教的なこころの見方（精神の理想像ないし規範像）

第一部で見てきたように、ひとのこころ全体の構造を対象とした研究の珠玉は、ユングによるものなのであろう。しかし高機能ＰＤＤ者のこころの構造を考えるに当っては、ユングが注目した構図のみでは理解が困難であることも分かった。そこで改めて注目されたのが、ひとのこころの構造に（一つの標準像ないし基準ではなく）二つの理想像ないし規範像を示した密教における自己‐世界感であった。ここではこの視点に立って、ひとのこころ全体の構造を見てみたい。

まず胎蔵界を先にみてみる。先にも述べたように、胎蔵界マンダラの構図は、核を中心に放射＋同心円状に世界が展開される。すなわちこの世界におけるこころの作用は、常に自己（核）を中心に対象を眺め（放射状イメージ）、同時に自己（核）との距離をも斟酌しながら（同心円状イメージ）対象を把握しようとする構造を持つ。したがってこの自己-世界では、対象は常に自分にとっていかなる意味をもち、同時に対象にとって自分がいかなる意味を持つのかが重視される。このようなこころは、その機能の発動領域に注目すれば、バロン-コーエンの言うfolk psychology 領域の認知・思考領域に親和性を持つと思われる。すなわち相手の心の動きや、自分にとっての意味を同定しようとする精神作用が主として機能し得る。このようにみると胎蔵界マンダラ図とは、folk psychology 領域を基盤に生きるひとの自己-世界構造をイメージ化したものといえるかもしれない。たしかに胎蔵界は、女性的、感性的な原理、可能的な活動性を象徴すると言われてきており（36頁）、バロン-コーエンの考え方ときわめてよく通じ合う。

一方で金剛界マンダラの構図をみてみる。これは格子を構造として持っており、全体としてはタッチパネル状である。この世界は、基本的に各ウィンドウ（マス）の中で展開されるか、パネル（格子）全体を俯瞰する立場で展開されよう。つまり対象の中に引き寄せられるか、反対に俯瞰的に一気に距離をとるかしながら、対象そのものを分析する構造をなしている。この自己-世界では、対象は自分にとっていかなる意味を持つのかというよりも、事象そのものとしての意味を持ってくる。このようなこころは、その機能の発動領域に注目すれば、バロン-コーエンの言うfolk physics 領域の認知・思考領域に符合すると思われる。つまり金剛界マンダラ図とは、folk physics 領域を基盤に生きるひとの自己-世界構造をイメージ化したものといえよう。たしかに金剛界は、男性的原理、理性的、絶対的な知恵を象徴すると言われてきており（36頁）、バロン-コーエンの考え方ときわめてよく通じ合う。

つまりここで言えそうなことは、ひとのこころの構造は、最終的に大きく二つの方向性に形成されていき、それぞれがそれぞれの機能を発揮する傾向を示すということなのであろう。それが密教で言えば金剛界と胎蔵界というイメージで象徴される構造であり、またこころの機能（脳の機能）と照合させれば folk physics 領域と folk psychology 領域の活用と結びついているように思われるのである。

こころの構図への注目

ところでこころの機能（脳の機能）に関しては、バロン‐コーエンは最終的にエンパサイジングとシステマイジングという動因に辿りつき、個々のこころと脳の機能の特徴を、両者のバランス理論から説明しようとした。ここに至ってひとの脳は、たとえば、よりシステマイジング優位から、よりエンパサイジング優位なものへという、一連のスペクトラム上に位置づけられたとみることもできよう。そしてそのどのあたりに位置するかによって、完成後の脳（成長後のこころ）が、主に folk physics 領域で機能しやすいか、主に folk psychology 領域で機能しやすいかが、傾向として表れてくるようなのであった。

こころの構造の局面においても、なにかこれと似たような現象が、その構造の形成において見られるのであろうか。ここではいったん、上述の胎蔵界、金剛界といった理想像を脇に置き、より原点に遡ってひとのこころ（自己‐世界感の構造）の形態を見直してみる。つまりこころの構造を支える、より根本的な構図に注目してみる。

ところで心理学ないし精神医学領域で、このようなこころの、そもそもの構図に注目した研究はほとんどない。そこでここでは精神病者を対象とした、ひとつの臨床研究を取り上げてみたい。それは花房ら(43)によって一九九三年に発表された、絵画療法における報告である。もちろんこの研究の目的は、患者の自己‐世界イメージないし自己‐世界構造を直接確認するためのものではない。それは精神科入院患者の描画行為を自己治癒の試みととらえ、治癒の方向性を少しでも明確化することを期待したものである。しかし、絵画に自己構造が投影されているとみれば、この研究は精神障害者の自己像（自己‐世界構造）の再建の基本的な方向性を示す意味を持っているものであり、そこに（複雑な構造を持つ）健常者からは見えにくい、こころの構造を支える基本的な構図が浮かび上がってくる可能性が存在する。

結論から言えば、花房らの臨床視点と研究結果はきわめて興味深い。なぜならば花房らが絵画の分析に用いた指標が、格子と放射という二種類の構図の優劣と、絵画でみられる活動水準の高低（高活動と低活動）であったからである。このうち後者に関しては後に触れるとして、花房らがこの研究から見出したことは、破瓜型統合失調症患者と妄想型統合失調症患者とでは対称的な絵画の特徴を持つことであった。すなわち破瓜型の患者の描く絵画は格子状（線の構図が基本的に格子状であり、色の配置は均質、色の塗り方は均等な筆圧、絵画の内容は静的、距離感は遠景化・抽象化・書割的）、妄想型の患者の描く絵画は放射状（線の構図が基本的に放射状、色の配置はせめぎあいが目立ち、色の塗り方は均等でない筆圧、絵画の内容は動的、距離感は部分に接近）の構図を持っていたのである。(注7)

しかも花房らは、破瓜型と妄想型におけるこの特徴は、（経過の中でも）容易に変化しないことを見出し、それに対して両構図が、それぞれかなり固定化した彼らの自己の存在様式を反映していると考察している。つまり格子状絵画は無機質的印象、科学的冷静さといった破瓜型の生きる姿勢を、放射状絵画は自分を中心に展開する妄想型の姿勢を象徴するとしたのである。

この研究がプリミティブな「こころの構図（原図）」を見ているとすれば、そこで利用される構図はやはり二種類であり、それが格子と放射であることが示唆される。さらにひとによって、格子を主体とするものと、放射を主体とするものとが存在する可能性も示唆する。たしかに格子と放射という構図は、どちらも時と場所を超えて、われわれ

（注7）花房らの絵画上の両構図の解釈は、先に筆者が自己‐世界の構図としてみた格子や放射とほぼ同様である点も注目に値する。すなわち格子を基本に発展させた金剛界とは、たしかに静的・分割的・理性的・俯瞰的な精神構造を象徴、放射を基本に発展させた胎蔵界とは、動的・統合的・感情的・求心的な精神構造を象徴する。

の周囲に普遍的に存在することに異議を唱える者はなかろう。

ただし一般のひとが、ひとりの成人としてのこころを機能させるためには、この両方の構図（原図）を利用しながらも、より複雑で多面性を帯びたこころの構造を構築する必要があろう。つまりひとは、知らず知らずのうちに、格子と放射という二つの構図を組み合わせながら、複雑なこころの構図を内面に描き挙げ、それとともに、そのひと個人の自己‐世界感を築き、人間としての身体的‐精神的‐社会的機能を発現するものと思われるのである。

おそらく格子よりも放射状原図に親和性を持つ者は、まず放射でイメージ化される自己‐世界を展開し、さらなる自己の発達の中で分析的（分割的）作業がなされて、やがて放射＋同心円でイメージ化されるこころの構造を完成させていくものと思われる。それはユングが注目したマンダラの世界、密教で言えば理想図のひとつである胎蔵界に近いものとなるのであろう。反対に放射よりも格子状原図に親和性を持つ者は、まず格子でイメージ化されるような自己‐世界を展開し、さらなる自己の発達の中で共感的作業が導入され、やがて各マスの中に放射（＋同心円）が描かれるようなこころの構造を完成させるものと思われる。それは密教で言えば理想図のひとつである金剛界に近いものとなるのであろう。

一般者の自己‐世界の基本構造とその発達

ここまでをまとめてみると、既存の心理学や精神病理学の考え方にとらわれなければ、「ひとのこころの構造」にはおおよそ二つの類型が存在し得ること、さらにその原点にまで遡ってみると、ひとのこころ（ないし脳）は、自己‐世界を築いていくに当り格子と放射という二種類の原型を利用する可能性を持つことが推察された。もちろんこれは筆者の仮説に過ぎない。しかしこの視点は、ひとのこころの構造を（のちに述べるように価値観に過度にしばられることなく）、心理‐社会‐生物学的に理解する際に有用であると思われるのである。

たしかにこの視点は、バロン‐コーエンらによる脳の機能（こころの機能）の視点とも噛み合う。つまりfolk physicsとfolk psychologyという二つの認知・思考領域、さらにはそれを支えるシステマイジングとエンパサイジングという動因は、こころの構造に置き換えれば「金剛界」的構造、「胎蔵界」的構造、さらにはそれを支える格子と放射という原型になぞらえることが可能である。また最近の研究の中にはマンダラと脳の機能との関連、すなわち右脳と胎蔵界、左脳と金剛界との親和性を述べたものも存在する。[190] 先述のように両マンダラに象徴される認知プロセスと、右脳、左脳の神経細胞のネットワーク形成過程もまた符合していた（37頁参照）。もちろん自己‐世界感と脳機能とを同次元で述べることは危険である。しかしこころの構造や機能を、大きく二つに類型化し得ることは、発生学的にみても詭弁ではないと思われるのである。

以上から筆者の考えを統合的に概観すると以下のようになる。すなわちこころの機能（脳の機能）は、究極的にシステマイジングとエンパサイジングの動因に還元され、しかもすべてのひとがその両動因を持ち、一方で個人によってその配分が異なっている（バロン‐コーエン）。これにこころの構造の局面を照合させると、ひとのこころの構造は究極的に格子と放射の構図に還元され、しかもすべてのひとがその両構図を利用し得る可能性を持っている。一方でまた個人によってそれぞれの構図への親和性の配分は異なっている。これを「こころの発達」の視点も加味して図示すると、図2のようになる。すなわち格子、放射のどちらの原図に親和性があるかによって、ひとのこころ（脳）はおそらく生来的に図のようなスペクトラムをなす。さらにそのスペクトラム上の位置によって、成長後の精神の基本構造にも相違が生じてくると考えられる。すなわち一般者では、E‐SモデルのType Bと同じように、格子、放射の両構図を利用しながら自己‐世界構造を築いて生活しているものと思われるが、主に格子状構図を利用するか、主に放射状構図を利用するかはあくまでも、個人が持つ生来的な素質（スペクトラム上の位置）に影響される。

通常前者のタイプは、幼少時より分析的な眼（システマイジングの動因）を持っており、こころのなかに、いくつかの興味の対象の世界が形成され、彼らはその世界にひかれながら生きる。一方で共感的な眼（エンパサイジング）

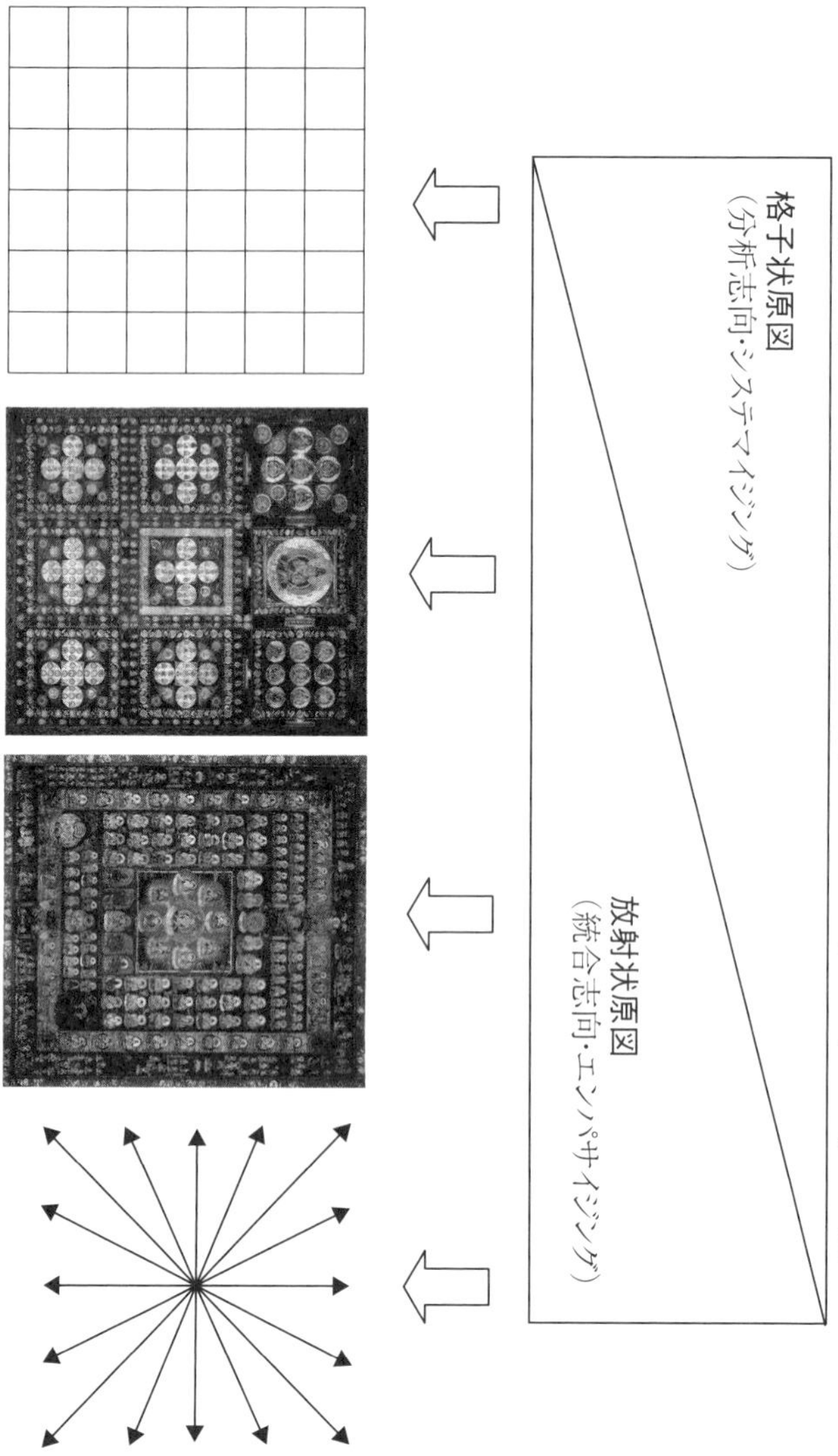

図２　自己-世界の基本構図とその発展様態

はあまり育ちにくい。しかし思春期になって、周囲から自己の確立の必要性を迫られたとき、彼らは自己がつつがなく機能するために、おそらくまずは格子の全体枠のイメージを利用して、あたかもパネラーのごとく自分が育んできたいくつかの対象世界を格子枠の中に配置していく。また幾多の出会いの中で、ひとのこころ（愛情など）を知れば、その対象が自分にとって持つ意味を考えさせられる。そのような彼らは、根っから共感的ではないにしても、たとえばある枠の中では「ひととしての」役割を確立し、その枠の中では十分共感的な人間同士の付き合いができるようになる（その枠の中には放射状の構図が形成され得る）。そして完成された彼らの自己‐世界を図式化すれば、それは金剛界のような構造（理想像）となるのであろう。

一方、後者の場合は、幼少時より共感的な眼（エンパサイジングの動因）を持っており、自分を中心とした放射状の世界が形成され、対象とともに生きる。一方で分析的な眼（システマイジング）はあまり育ちにくい。彼らは思春期になって、周囲から自己の確立の必要性に迫られたとき、あらためて分析的な視点を導入して、自分にとっての対象のもつ意味、そして対象にとっての自分の持つ意味を考えさせられる。彼らは自己がつつがなく機能するために、おそらくこころの中に放射状＋同心円状のイメージを築き上げ（もともと持っていた放射状原図に同心を描き加えることで分割化する）、根っから分析的ではないにしても、客観的な見方ができるようになるのであろう。完成された彼らの自己‐世界を図式化すれば、それは胎蔵界のような構造（理想像）となるのであろう。[注8、9]

（注8）以上の視点で、あらためて第一部で述べた高機能ＰＤＤ者の「こころの構造」を見直すと、彼らはＥ‐Ｓモデル理論でいえば、エンパサイジングの動因をほとんど持たない一群、自己‐世界像でいえば、放射状構図を利用することが難しく、いわばタッチパネルで象徴される構造を発展させる一群とみることが可能となろう。（つまり格子の各枠の中もまた格子状の構造が形成されやすい）。

（注9）筆者は、個人がもっている二種類のこころの構図の多寡によって、成人になると二つの類型のこころの構造ができやすいことを述べた。ただしこれは、周囲から何らかの形の自己の確立を要請されるという条件の下であり、社会への適応のためである。なかには、主に利用する構図が一定せず、状況次第でときに格子、ときに放射構図を利用した自己‐世界構造を持つ者もいると思われる。また一定の複雑なこころの構造を維持するにはそれ相応のエネルギーが必要と思われることも付言しておく（76頁参照）。

第二章　従来の心理学や精神医学とこころの構造の問題

従来の心理学におけるこころの構造のとらえ方とは

第一章で筆者は、こころの構造を理解するに当たり、ひとつの仮説を提示した。これはこれまでの心理学や精神医学と、決して齟齬をきたすものとは思わないが、それでも基本的な視点は異なる。「ひとのこころの構造」をより正確に理解するためには、従来の心理学や精神医学の視点との異同をより明確にしておく必要があろう。

そこで改めてこれまでの心理学や精神医学では、人間のこころの構造をどのように解釈してきたのかを振り返ると、おそらくそれは、第一部でも述べたように、一つの核を中心に重層化された構図に象徴され、自己と対象との間に適切な距離を保つことができるような機能を発揮できる構造であった。ユングが注目したのも、このような構図を持つマンダラ図（つまり放射＋同心円状構図）であり、彼はそれを援用して心理学の発展に寄与したと言うことができよう。

たしかにユングの注目したマンダラ図は、心理学の中では、それ自体が表舞台に登場することは少ないが、その後の自己の構造や自己の発達をめぐる心理学や精神病理学の記述を眺めると、いずれも放射＋同心円状でイメージ化される構図にもっともよく符合していると思える。すなわちユングが指摘したように、たしかにこの構図自体は、人類に普遍的に存在するものといえるのであろう。ユングのオリジナリティは、おそらくこの構図を人間のこころの標準

（基準）と定めた点、その上で各心的要素の配列のあり方に個性化の問題をみた点、そして配列の統合性の崩れに精神障害の実態をみた点にあると言えよう。

しかしこれまでの筆者の仮説でみると、ユングの注目したマンダラ図が代表的なひとのこころの構造であることは確かであるとしても、それが「こころの標準」として唯一絶対のものとはみなせなくなる。

「一般型自己」（近代自我）の成立

ここで確認しておかなければならないことは、二〇世紀に発展した心理学と精神病理学の方法論の由来、すなわちひとのこころに唯一の標準を設け、そこから「異常」を述べるようになった背景であろう。

心理学と精神病理学体系の礎が築かれたのが、十九世紀の西欧であることを考えると、唯一のこころの（構造の）標準も、その前後の年代の文化の影響を受けている可能性がある。最近柴田[170]は、精神病理学の視点、とりわけ統合失調症との関連から、西欧文化における自己のあり方を詳細に考察している。柴田によれば、それを根底から支える原理は、フロイト（Freud, S.）のエディプスコンプレクス論によってみごとに説明されているという（周知のとおり、フロイトこそ自我論、神経症理論の礎を築いた人物である）。そのエディプスコンプレクス論を基底にして西欧文化、および西欧人の自己の歴史をみてみると、以下のようになる[170]。

長い間、ヨーロッパ文化の基底に存在してきたのは、一神教としてのキリスト教であった。一神教を持つ文化においては、そこに住むあらゆる人間の世界の根底に、（客観的にも主観的にも）唯一・絶対の力を持つ神が厳然と存在し、人間には無条件にそれに従う必要が生じる。たとえば天地創造にまつわる神話は、その姿勢を支える役割を果たし、世界・人間の存在の根源までもが、神によって与えられたものであると説明される。しかし本来なんらかの意志を持っている人間にとってみると、この絶対と無条件は、しばしば受け入れ難い。どうしても人間は不自由と束縛を感じ、神を否定しようとする衝動を持つ。しかしここで神の否定を行えば、それはそこに住む人間にとって、世界-自分の全存在の否定を意味し、それはいわば神の殺害行為ともなる。フロイトはこの行為を「原父の殺害」という象徴的な表現で表わし、人間に贖罪の精神をもたらすとした。そして殺害した唯一・絶対の神（原父）の本質は「神の掟」として人間の精神の内面に取り込まれ、やがて自身が内蔵する（唯一・絶対の）規範（人間としてのあるべき規範）へと変貌し、社会の中で共有されるようになるとみた。フロイトを参考にすると、以上が西欧人の個人-社会を支える精神世界の底流として存在する原理といえよう。

　ところで柴田の考察によれば、以上のようなヨーロッパにおいても、真の一神教文化が成立（ないし復活）したのは、プロテスタントの出現以降のことらしい（それまでのキリスト教は多神教的要素を併せもっていた）。それはこの時代のヨーロッパが、唯一・絶対の神のもとに統制され尽くされたイスラム文化の脅威に晒され、キリスト教文化もまた唯一・絶対の神により完全に統制される必要があったからであるという。プロテスタントの教義における神は世界-自分の存在の全権を握り、ここに至って人間の自由は極端に限定されたのである。

　しかし神の極端な全能性は、それこそ人々の憎悪と敵愾心を揺り動かし、人々を神の殺害へと向かわせ、実際に近代への道の中で神は西欧人の社会や精神の表舞台から消失して行った。まさにこの時期は、近代科学や啓蒙思想が誕生した時期に当り、神の殺害とともに内面化された「神の掟」（原父の本質）は、唯一絶対の理性へと形を変えた。そしてそれ以前の天地創造の神話は宇宙物理学に、人間創造の物語は進化論に、神との契約は法へと形を変えた。人々は自らの理性をもって世界の規範を理解し、理性こそを自らが生きていく拠り所としたのである。

　ここで大きな矛盾が生じたことになる。すなわち理性とは（全能の神と同様に）唯一絶対でありながら、それを背負わなければならなくなったのは個々の人間であったのである。たしかに理性とは、神のように社会のシンボルとして外部に普遍化できるものではなく、個人の精神に内在するものである。それを人々は、唯一絶対のものとして担い、自らコントロールし、自ら共通の理性の名の下に対人社会を形成し、維持していく必要を迫られたのである。言い換えれば神に預けていればそれでよかった唯一・絶対性を、自らが引き受け、その上で個人を常に統合し、他者とも協調して臨機応変に社会を運営していく必要が生じてきたともいえる。ここでは少なくとも、確固とした「個」が必要であり、それも常に（唯一・絶対の）理性的な判断が可能な整然とした構造が必要となったといえよう。33〜34頁に記載した自己の成立過程にも、このような自己のあり方をめぐる背景が存在しているとみると、頷けるところがあろう。そしてそれをイメージ化すれば、一点を中心とした放射＋同心円状の構図で表されるものとなろう。そしてこれこそがわが国でいう「近代自我」であり、本書で「ＰＤＤ型自己」と対置させて述べてきた「一般型自己」としてのあり方なのであろう。

現在われわれが半ば無条件で存在すると考えている唯一・絶対の標準、そしてその構造としての「一般型自己」とは、このような唯一・絶対の理性があってはじめて生まれ得ることが、改めて確認されたといえよう。

二〇世紀の心理学と精神病理学が果たしてきた役割と限界

以上より心理学や精神医学（とくに精神病理学）の理論や体系は、基本的に十九世紀から二〇世紀にかけての西欧の文化の影響を強く受け、基本的にはその文化でつつがなく機能するようなこころの構造を標準としてきたと言えそうである。心理学の功績といえば、このようなこころの構造の構築・維持・発展を前提として置き、その上で個々人のこころの構造がいかにして文化の中で育まれ、そしていかにして機能し得るかを、さまざまな切り口で追究した点にあろう。また精神医学の功績は、何故個々人のこころの機能が上述の標準から変移し、それがいかなる質の異常心理となるかも規定し、さらにその様態を詳細に追究しようと試みてきた点にあろう。いずれも人間そのものを理解しようとする視点に立っている点では、きわめて有用かつ妥当な方法であることに異論はなかろう。

しかしその有用性や妥当性は、前節で示されたように、厳密に言えば十九世紀から二〇世紀にかけての西欧諸国でもっとも発揮される。もちろん日本も含めて、西欧文化の影響を強く受けた地域においても、その有用性や妥当性はかなり存在すると思われる。しかしそれでも、上述の「一般型自己（放射＋同心円で象徴される自己構造）」を唯一の標準として、それに固執することは、人間のこころの理解に無理を生じさせることも確かであろう。「はじめに」で記したように、統合失調症患者のとくに慢性期像に関しては、これらの方法では、その精神現象の説明がきわめて困難な面があるのである。さらに第一部で述べた高機能ＰＤＤ者が世界中で注目され始めたことを加味すれば、やはり既存の標準を一旦取り払う勇気もわれわれには必要と思われるのである。(注10)

第三部以降では、既存の標準を一旦取り払ったとき、統合失調症圏の精神障害の病理が、どのようにみえてくるか、綴ってみたい。

（注10）もちろん筆者の示した視点でも、ひとが最終的に獲得するこころの構造のすべてが生得的な素因に還元できるものではない。ひとはあくまでも家族の中で成長し、学校では社会の規範を学び、思春期ともなれば社会の中で（つつがなく）生きて行くことを学ぶ。ここで重要なことは、生来的な構図への親和性の相違と同時に、社会から要求される人物像（自己‐世界感）がいかなるものであり、また個々人がそれをどのように捉えようとするかといったことであると思われる。第三部以降では、この点も踏まえて統合失調症圏の精神障害の病理を綴ってみたい。

第三部　統合失調症とは——患者の自己 - 世界感をめぐって

第一章　統合失調症の再考

精神医学において、統合失調症は重要な位置を占め、精神病理学的にももっとも考察が重ねられてきた疾患といっても過言ではなかろう。とくにわが国ではすぐれた精神病理学的研究が存在し、自己の成立をめぐる人間学的考察に加え、発症過程や寛解過程を論じた実践的研究など枚挙に暇がない。これらは統合失調症の精神療法やリハビリテーションにも生かされている。

しかしそれでも統合失調症患者と接していると、従来の精神病理学では理解しきれない現象が数多く存在する。筆者の経験で言えば、慢性期の彼らの人物像がそのよい例のように思われる。とくに保護的な環境（たとえばいわゆる慢性期病棟など）で生活する彼らは、しばしば「無為・自閉」、「児戯的」といった常套句とはかけ離れた「生き生きとした」姿や純粋無垢な姿を感じさせてくれる。一方で、彼らに接していると無力感を覚えることもしばしばある。とくにそれは、慢性期患者のいくつかの症状、たとえば強く執拗な身体的苦痛の訴え、生々しい苦痛を伴う知覚潰乱発作、(198、199) 病的体験の履歴現象、(191) (苦痛な体験をした際にみられる) 選択的実感の棚上げとその突然の回帰(185) などに直面したときである。これらの現象は、精神科リハビリテーションの妨げになるばかりでなく、ときには自殺の引き金にもなる。(62) 筆者自身、彼らが体験する生々しい苦痛に対応する言葉も見出せず、ときに筆者自身の実存をも脅かされるような苦痛を体験する。

このような彼らが垣間見せる「生き生きとした」魅力、「生々しい」苦痛の源泉はどこに求められるのであろうか。これを理解するためにも、第二部で述べたような、患者一人ひとりが生来持っているこころの構図への親和性（格子

‐放射スペクトラム上の位置)、彼らが構築しようとする自己‐世界構造の特徴や、その構築に向けての姿勢を考えなければならないのであろう。

第三部では、現在の統合失調症の診断基準(横断的視点)や従来の精神病理学的視点を提示した上で、ひとのこころの構造の視点に立って、統合失調症という病態を見直してみたい。

表 3-1　DSM-IV-TR による統合失調症の診断基準

A　特徴的症状：以下のうち二つ（またはそれ以上)、おのおのは、1 カ月の期間（治療が成功した場合はより短い）ほとんどいつも存在

1）妄想
2）幻覚
3）まとまりのない会話（例：頻繁な脱線または滅裂）
4）ひどくまとまりのないまたは緊張病性の行動
5）陰性症状、すなわち感情の平板化、思考の貧困、または意欲の欠如

注：妄想が奇異なものであったり、幻聴がその者の行動や思考を逐一説明するか、または二つ以上の声が互いに会話しているものであるときには、基準Aの症状を一つ満たすだけでよい。

B　社会的または職業的機能の低下：障害の始まり以降の期間の大部分で、仕事、対人関係、自己管理などの面で一つ以上の機能が病前に獲得していた水準より著しく低下している（または、小児期や青年期の発症の場合、期待される対人的、学業的、職業的水準にまで達しない)。

C　期間：障害の持続的な徴候が少なくとも 6 カ月間存在する。この 6 カ月の期間には、基準 A を満たす各症状（すなわち、活動期の症状）は少なくとも 1 カ月（または、治療が成功した場合はより短い）存在しなければならないが、前駆期または残遺期の症状の存在する期間を含んでもよい。これらの前駆期または残遺期の期間では、障害の徴候は陰性症状のみか、もしくは基準 A にあげられた症状の二つまたはそれ以上が弱められた形（例：風変わりな信念、異常な知覚体験）で表されることがある。

D　統合失調感情障害と気分障害の除外

E　物質や一般身体疾患の除外

F　広汎性発達障害との関連：自閉性障害や他の広汎性発達障害の既往歴があれば、統合失調症の追加診断は、顕著な幻覚や妄想が少なくとも 1 カ月（または、治療が成功した場合は、より短い）存在する場合にのみ与えられる。

文献 3 を一部改変して引用

第二章　現在の操作的診断基準からみた統合失調症

ＤＳＭ-Ⅳ-ＴＲに記載されている統合失調症の診断基準

まずは、現在の統合失調症の診断基準を、ＤＳＭ-Ⅳ-ＴＲで確認しておく（表3-1）。この診断基準では、最初に五つの特徴的な精神症状が列記され、その有無に従って診断が行われることが示されている。またその評価では、あくまでも過去六カ月（特徴的な精神症状はそのうちの一カ月）という期間が重視されている。つまりＤＳＭ-Ⅳ-ＴＲにおける統合失調症は、明らかに連続的な発達の視点ではなく、あくまでも現在の状態像から診断される障害となっていることが分かる。

なお、Ｆ項目の広汎性発達障害との関連に関しては、第六部で触れる。ただこの項目が設定されていること自体、統合失調症と成人の高機能ＰＤＤとの類似性が存在することを示唆するものである。実際に次に述べるＤ氏にも、高機能ＰＤＤ者と類似する部分が少なくない。

症例Ｄ氏

初診時二七歳　男性　地方公務員（文献68より改変して引用）

生活史

D氏は、二人同胞の第二子として誕生した。もともと真面目で正直、「目立たない」性格であり、「手堅く勉強して」大学まで進学した。交友関係もそれほど多くはなかったが、とくに問題はなかったという。大学三年生の頃、就職先を選ぶに当り、自分というものを振り返らざるを得なくなったが、このときD氏は「ほかの友人のように、きちんとした自分がないこと」に気づいたという。彼はこの時代を振り返り、「自分作りのために剣道教室に通ったりしたが、俄かに自分ができるわけもなく、結局は安全な人生選択の道を選んだ」と述べている。大卒後のD氏は区役所の職員となり、周囲からは「堅実な公務員」というイメージを持たれていたようである。

D氏が二五歳時に父親が病死した。D氏によれば「尊敬していた父であり、かなりのショックを受けた」とのことである。その後一年ほどはとくに問題なく生活していたが、この時期を振り返ってD氏は、次のように語っている。すなわち「父が亡くなるまで、僕は甘かったのだと思う。自分というものを持たないまま、なんとなく大学に進学し、卒業し、無難な公務員の道を選んでいた。しかし父がいなくなって、自分というものを持たなければならないと、はじめて真剣に思った。職場でも上司から、『これからは自分で仕事を見つけ、自分の意見を主張していかなければ、ここにはいられないぞ』と激励された。しかしそのように言われると、余計に自分のなさが実感され、すべてが不安になり、焦りが出てきた」とのことであった。

現病歴

二六歳時、D氏は同僚の態度や周囲の気配が気になり始めた。二七歳時の二月、決算で多忙な時期であったが、D氏には集中力が低下し、「仕事をしていても、同期にいつも見られたり、用もないのに自分のデスクにやって来られたり、エレベータの中でも意味ありげにひそひそと話をされたり」した。三月上旬には仕事上のミスが増えたが、D氏によれば「僕の報告書が誰かに意図的に改ざんされている」とのことであった。

治療歴

三月下旬、D氏は「同期のPから自分の仕事を邪魔される。父がいなくなったことを好機に、僕の人生を破滅させようとして部署全体を巻き込んでいる」（被害関係妄想）と語り、精神運動興奮状態に陥ったため精神科を受診した。統合失調症の疑いで休職が指示され、また抗精神病薬の投与が行われた。約一週間で精神運動興奮はおさまったが、上記の妄想に関しては約六週間持続した。その後D氏は、ほとんど妄想を語らなくなったが、妄想世界を客観視するまでには至らなかった。同年の九月頃までD氏はどこか茫呼とし、声量も少なく、機械的に話している印象が持たれた。しかし一〇月頃からは活力が回復傾向を示し、「身体を鍛えるために」スポーツクラブに通い始めた。

約一年の休職ののちDは復職したが（二八歳時の四月）、勤務に臨む姿勢はきわめて慎重であり、勤務時間、仕事内容、疲労時の休憩など事細かに主治医に相談し、すべて決めた枠内で対処していた。たとえば勤務時間は午後三時まで、仕事内容は決められたもののみ、疲労時には仮眠室で一時間の睡眠をとるといった具合であった。妄想に関して主治医はあえて尋ねなかったが、しばしばD氏は、同期の職員の動向に極めて敏感な反応を示し、そのようなときには、以前と同じ妄想内容を語ることもあった。

勤務を再開して半年目（二九歳）、D氏は次のように語った。「最近、はじめて世界が開けた感じがしてきた。職場の仲間や他の事業者の意図がやっと読めるようになり、職場の中の自分の位置がみえてきた。職場の人間や仕事の俯瞰図のようなものが自然に描けるようになった。今まではそれも見えずにいたので、子どもだったのだと思う。つくづく病気になっても仕方がなかったと思う」、「今更ながら自分のなさにうろたえる。仕事内容や対人関係を相当絞ってもらわないと、とても対応できそうもない」。それ以後のD氏の生活パターンは固定され、起床から就寝までの計画表のようなものが出来上がり、D氏も家族も主治医も暗黙のうちに、それに基づいて生活が営まれることを「健康の前提」にした。

現在D氏は四〇歳になっているが、この間に微小再燃が四回ほどあった。危機は仕事が多忙な時期（この時期は不意の対人交渉が多くなる）と、年末の勤務評価（同期は皆出世しており、本人は昇進と「療養」のいずれかの選択を迫られる）の時期である。しかし再燃の徴候（不眠と妄想気分の出現）がみられると、本人から短期間の休みを希望し、大きな破綻には至っていない。

Ｄ氏の診断と問題点

Ｄ氏の場合、妄想（被害妄想）は少なくとも六週間持続し、さらに陰性症状と思われる症状が少なくとも六カ月は持続していた。また職場復帰後のＤ氏の働きぶりをみていると、少なくとも病前の水準を維持しているようには見えなかった。したがってＤ氏の診断をＤＳＭ-Ⅳ-ＴＲに基づいて操作的に行うと、統合失調症となる。

ところで以上のような診断は、記述したＤ氏の病歴のごく一部を取り出したものである。少なくともＤ氏の発達や、現在の人物像を反映したものではない。一方でベテランの精神科医や臨床心理士であれば、Ｄ氏が統合失調症であることは、かなり直感的に把握できよう。その際には、明文化されにくい統合失調症患者の特徴（ないしは統合失調症という障害の特徴）を、Ｄ氏の病歴の背景に読み取っているものと思われる。ここでは、われわれが日常の臨床現場で接する統合失調症患者とは、いかなる本質的特徴を持った人たちなのであろうかということが問われる。

もう一つ問題のことは、先にも触れたが、Ｄ氏のとくに寛解後の病状、ないし精神行動特性が、かなり高機能ＰＤＤ者のそれと類似している点である。もちろん彼が、統合失調症であることに異論はなかろうが、ある種の慢性期症状には、高機能ＰＤＤ者と同じようなこころの構造が反映されている可能性がある。そうとすれば、統合失調症の病態はどのように理解され、さらに高機能ＰＤＤ者とはどこが異なるのかが大きな問題となる。

症例C子

初診時二一歳　女性　会社員（文献68より改変して引用）

生活史

C子は二人同胞の長女として誕生、幼少時よりおとなしかったが、「ひょうきんなことを言ったり、ズバリとものを言ったりする子」であった。中学時代には友人も少なくなかったが、それほど目立つ方でもなかったという。自分に対しては自信がなく、いつもC子は友人の目が気になり、「きちんとした大人にならなければならないと、ずっと思っていた」とのことである。

現病歴

短大一年生の五月、急に「自分が自分という実感がなく」、「自分を意識し過ぎて行動がチグハグになってしまい」、また「友だちの言葉も心に響かなくなって、同級生に近づいては『変なこと』を言ったりした」ため、同年夏に自ら精神科を受診、抗精神病薬が処方された（不詳）。短大卒業後C子は就職したが、新人研修会の際に「感情が入り過ぎたり消えたりして、不自然になって他人との距離も見失い」、「会社の人に見抜かれている感じや周りの人に自分が乗っ取られる気が」した。またその数日後からは「会社や通勤途中のバスの中で、自分の行動をチェックされている感じになって」、極度の困惑状態を呈したため、当事筆者が勤務していた精神病院を受診、一回目の入院となった。

治療歴

入院中は「自分を見抜かれている感じ」、「自分の感情が外に出てしまう感じ」など、自我障害を思わせる症状や、「会社や周囲の人（病棟の看護師・患者）に見張られている」、「警察から危険人物としてマークされている」といった注察妄想、追跡妄想、および精神運動興奮が強く認められ、統合失調症の診断で治療が進められた。このような妄想は入院後二カ月程度、自我障害を思わせる訴えは三カ月程度持続した。なお入院後二〜四カ月目頃は、寡黙であると同時に自床で過ごす姿が目立ったが、退院一カ月前頃からは活動量が増え、しきりに看護師に声をかけるようになっていた。

約半年の入院（入院中に会社は退職した）の後、平静を取り戻したC子は、デイケアに参加した。彼女によれば、退院三カ月目から「皆と波長が合った感じ」、「ぼけていた自分の焦点がはっきりしてきた感じ」が出現、あらためて「今まで周りとずれていたことがはっきりした」と語った。この時期には表情も生き生きとし、語調も明確となり、活気に満ちた印象が持たれた。退院一年目（二二歳）、C子はアルバイトを始めた。しかし勤務三カ月後、「これからは波長や焦点を合わせるだけでなく、自分で波長や焦点を作らなければならないことに気づき」、その一カ月後には緊張が強まってアルバイトを中止、以後「感情のコントロールが困難」となった。そして数日後から「皆から白い眼で見られる」という被害感が増大、さらに「警察から危険人物として見張られ、荷物を全部調査されている」という被害妄想が出現し、二回目の入院となった（二三歳）。

その後C子は、断続的にアルバイトを行いながら外来に通院していたが、アルバイトは長くとも半年ほどしか持続しない。現在のC子（四三歳）は自宅で両親と生活し、地元の地域活動支援センターに通っている。発症直後に比べると活力はやや低下し、多少児戯的な印象がもたれる。社会場面では場違いな発言や感情倒錯が目立ち、またわずかな契機（就労訓練など）で、「警察から追われている」というほぼ固定した内容の妄想世界が再現される状態にある。

Ｃ子の診断と問題点

Ｃ子の診断をＤＳＭ-Ⅳ-ＴＲに基づいて操作的に行うと、一回目の入院前後の妄想（被害妄想）の持続期間は六週間、さらに陰性症状と思われる症状が少なくとも一〇カ月は持続していた。また退院後のＣ子の生活は、病前の水準まで達していない。以上より、Ｃ子は統合失調症と診断される。

しかしＤ氏の場合と同様、この診断はＣ子の症状（病歴）の一部を取り出したもので、そこにＣ子の発達や、現在の人物像は反映されていない。一方でベテランの精神科医や臨床心理士であれば、やはりＣ子が統合失調症であることは、直感的に把握できよう。それは彼女にみられた自我障害をはじめ、明文化されにくい統合失調症らしさを、病歴の背景に読み取っているためと思われる。やはりＤ氏と同様、統合失調症患者がいかなる本質的特徴を持っているのかが問われよう。

なおＣ子の場合、Ｄ氏と異なり、寛解後の病状や精神行動特性の中に、高機能ＰＤＤ者のそれと類似した面は見出されない。このことは同じ統合失調症であっても、いくつかのタイプのこころの構造が存在し得ること、同時にこころの構造の相違を超えてもなお統合失調症らしさをもたらす（ないしは操作的に統合失調症の診断基準を満たさせる）何かが存在していることを示唆する。つまり統合失調症の病理の本態がいかなる点にあるのかが問われる。

第三章　従来の精神病理学からみた統合失調症
――統合失調症はいかに理解されてきたか

ここでは、操作的診断を離れて、統合失調症の本質を理解すべく、これまでの精神病理学的理解を綴ってみたい。つまり従来の心理学、精神病理学からみると、統合失調症はいかに説明され得るのかということを、筆者なりにまとめてみたい。

「精神分裂病」という用語と心的機能の分裂をめぐって

統合失調症の本質に迫るために、ここではまず、その名称に注目してみたい。統合失調症の歴史は、二〇世紀初頭のクレペリンの記述（彼はこの疾患を早発性痴呆と呼んだ）にまで遡るが、この疾患の心理学的探求の流れを築いたのは、オイゲン・ブロイラー（Bleuler, E.）と思われる。彼はこの疾患を病む病者に、種々の心的機能の分裂をみて[24、91]、それまで早発性痴呆と呼ばれていた当疾患にシゾフレニー（Schizophrenie：精神分裂病）という名称を与えた。

先に提示したDSM-Ⅳ-TRの診断基準では、この「分裂」の特徴は(3)まとまりのない会話と(4)ひどくまとまりのない緊張病性の行動にその一面が表現されているといえよう（傍点は筆者による）。もうひとつの代表的な診断体系のICD-10の臨床記述には、さらにこの特徴が具体的に記されており、たとえば統合失調症においては、「概念全体の中で、（中略）末梢的でささいな特徴が、前面に出てきて、その（ひとの置かれている）状況と関連した適切なものにとってかわ（られ）る。そのために思考は漠然として不可解であいまいなものとなり、言葉で表現されても理解できないことがある。思考の流れが途切れたり、それてしまうことがしばしばあり、……」とある。またＩＣＤ-10では診断基準の中にも、「思考の流れに途絶や挿入があり、その結果、まとまりのない、あるいは関連性を欠いた話し方をしたり……」という項目が含まれている（傍点および括弧内は筆者による）。

しかし、これらはあくまでも外部から見た患者の現在の状態を記述しているだけで、何故患者がこのような心的機能の分裂を起こすようなことになったのかという理解は、ここからはできない。そこでまず健康人にとって、健康な心的機能のまとまりとはどう考えられるのか、そのような機能の発揮できる健全な自己とはいかなるものかを考えていく。

健常者にとっての自己とは

健常者といわれているわれわれにとって、自己はいかに体験されているのであろうか。その答は難しい。たしかにわれわれは、「自分の自己」を常に意識しているわけではないのである。しかしどのような場所においても、どのようなときにも、われわれは自分というものが存在していると思っていることも事実であろう。それは、いつもその場のなかに自然に生まれてくる私の感覚であり、われわれはその私を生きている。たとえば家庭の中にいるときの私、職場の中にいるときの私、誰かと交渉ごとをして緊張している私、くつろいでいる私を生きている。その意味では、その都度私が生まれ、その都度自己が成立している。[62] またその私を多少客観的な姿勢で見てみると、それは「いつも一定で、変わることがなく、他人とは異なっている」[83]という統一されたイメージで捉えられる。すなわち、その都度健全な私が成立するということは、同時に統一された自分のイメージ、すなわち統一された固有の自己の存在の確信が生まれるということにもなるのであろう。[62]

実はこのことが、健常といわれる人間の心的機能の基礎にある現象といえる。つまり自己の統合という現象であり、それが得られているからこそ、われわれは自分の「まとまった」固有の意思を周囲に向かっても、自分に向かっても発することができるといえよう。

自己の統合不全と統合失調症

ところがブロイラーが言うように、統合失調症患者の場合、種々の心的機能の分裂がみられる。このことをめぐって、かつて土居(31)は、（主に慢性期の）統合失調症患者にみられる心的機能の分裂のもっとも象徴的な例として、「一方でかなり病的な面を持ちながら、他方ではどうにか健康人としての体面を保って生活している者が少なくない」点を挙げた。具体的には、被害関係念慮や被害妄想を持ちながら仕事だけはやり通せたり、病的興奮の直中にいても日常の営みを続けられたりする姿である。土居によれば、ブロイラー(24)も「病的な面と健康な面との対照が非常に顕著であり、第三者の目には両者が到底併存しようもないと思われるのに、精神分裂病（統合失調症）患者自身はなんらそのことを怪しむふうがないというまさにその点」を捉えて、「心的機能の分裂」と呼んだのであろうと推察している。先に挙げたD氏の場合も、復職後の姿は、同期の仲間に対する被害妄想をどこかで抱きながら、通常は区役所の職員としての仕事を遂行していた。つまりここでいう心的機能の分裂とは、自己の分裂とほぼ同じ意味を纏う。では何故、自己の分裂という事態に至ってしまうのか、発症前に遡って考えてみる。

たしかにわれわれ健常者といわれている者も、幼少期から「自己」に目覚める思春期頃までは、自分を意識することなく、ほとんど反射的あるいは非内省的に行動をし、生活している。しかし思春期に到ると「自分とは何か」と、多くの者は自分に対する内省の目を持ち、統一された「自己」の存在を意識するようになる(205)。実はこの時期は、家庭という閉鎖的な環境から社会へ出、そこで周囲から新しい役割を期待され、同時に自らも個の自覚を持って新しい行動をとろうとするときである。いずれにしても重要なことは、われわれは思春期になると、周囲から統一された「自己」を持つことを期待される点である。そして思春期の若者は、その期待や要求に対して敏感になり、「自己」の統一へ躍起になる。

「自己」の統一という発達課題を果たすためには、第一部で述べたように、一般に人は身近な人に同一化し、これを繰り返し自分の中に取り入れることを行う（34頁参照）。さらにそれに加え、一旦は同一化した相手から分離し、その相手との間に適切な距離のある「対象関係」を持てるようにする必要がある。[204] このことが、先に述べた、その都度（健全な）私が成立するための基礎を作っているものと思われる。

では、統合失調症患者の場合はこの点が、どのようになっているのであろうか。先にも述べたように、統合失調症の発症の典型は思春期から青年期であり、それは個の自覚を迫られる場面であると解釈された。彼らは家庭から社会へ出、周囲からの期待に応えようと、自らも個の自覚を持って行動をとろうとする。しかし彼らの多くはこのとき、自分の中に拠るべき行動規範がないのを知って愕然とする。[204] D氏の場合も、就職前にそのことに気づき、さらに父親の喪失後には、「自分と言うものをもたないまま」就職してしまったことを実感し、愕然としたようであった。C子の場合は、個の自覚にまつわる直接の陳述は得られていないが、中学時代頃から「きちんとした大人にならなければならない」と思い続けていたことからは、短大時代や就職直後の、他人との距離を見失うような事態の背景には、個の自覚や確立にまつわる危機が存在していたことは十分に推察できよう。統合失調症患者の場合、健常者と異なり、思春期まで相手との分離があまりできておらず、それゆえに自分の像も他人の像も心の中に描き出せない傾向を持つ。すなわち適切な距離を持った「対象関係」も、自分の中の行動規範もあまり育っておらず、すべて相手しだいになりかねないのである。そもそも自己の中に拠るべき行動規範がない以上、現実の人間関係の中で常に自分というもの（自己）が出てこないままに生きざるを得なくなる。これが「自己の成立不全」[99] といわれているものである。D氏の発症前やその後も繰り返しみられた不安と緊張の源泉も、またC子の発症直前や再燃時の困惑の源泉も、「自己の成立不全」にあったといえよう。

自己の重層化不全と統合失調症

発症後の統合失調症患者の特徴を捉えるにあたり、もう一つ述べておかなければならない点がある。それは、彼らが自己の重層化（34頁参照）においても不全をきたしている点である。先にも述べたように、「自己」とはいくつもの他人の像を内に孕みながら統合され、かつ重層化されているものと思われる。またそれに対応して、周囲の人物（や自分を取り囲む状況）もまた重層化して自分の前に現れる。しかし適切な距離を持てず、そもそも自己の成立不全を来たしている統合失調症患者の場合、当然のことながらこの重層化もまた困難である。したがって、幾重にも重なった構造を持つ自己もなければ、それを起点に安心して周囲を見回す余裕も彼らにはない。周囲のほんの少しの変化が、全体を覆う雰囲気の変化となって感じられてしまうことになる。

以上を総括すると、統合失調症とは「自己の成立不全」、「自己の重層化不全」ないし「統一された『自己』」、「重層化された『自己』」の希薄さを基底に持ち、それゆえに「自己の統合の失調」をきたしやすい疾患ないし病態とみることができるようである。そしてそれがまた、幅広い心的機能の統合失調を招いているものとも思われる。「統合失調症」における「統合失調」の意味するところは、この点に見出すことができよう。

なお、このような統合失調症患者の場合、現実の中で自己の統合（および重層化）を試みるには、莫大な緊張とエネルギーを要すると思われ、やがてそれを放棄してしまう傾向を持つようである。コンラート（Conrad, K.）[27]は、人格のまとまりを維持するためのエネルギーの低下をエネルギーポテンシャルの視点で述べ、統合失調症患者の場合、エネルギーポテンシャルの低下が認められると説明している。ここに、やがて「心的機能の分裂に身を任せる」ようになる（とくに慢性期の）統合失調症患者のあり方が生れてくるのであろう。

不確実な世界から妄想世界へ――統合失調症患者の生きる世界

話題を発症前後に戻す。今述べたように、統合失調症患者にとっては、確固とし、しかも重層性を帯びた固有の自己が存在しにくい。それと同時に確固とし、重層性を帯びた（自分にとって安定した意味を持つ）他者もまた存在しにくい。自己にも他者にも一定性や重層性がなければ、自己と他者との双方の関係は直接的（単純）なものとなり、それゆえにその都度変化しやすいものになるであろう。

ここで問題なことは、重層性を帯びた自己を持っている健常者は、また恣意的にいろいろな側面も持ち得ることである。たとえば「オモテの顔」と「ウラの顔」、「フォーマルな顔」と「プライベートな顔」などである。逆にいえばそういった使い分けは、確固とし、重層化された自己があってこそ可能なことともいえよう。このような多面性を持てない統合失調症患者は、健常者に出会うと翻弄される。その都度変わる他者の顔に困惑し、同時にどの顔が本当の顔であるのか確信が持てぬまま、対人関係を進めなければならなくなる。自己と他者との関係は、その都度揺れ動いて感じられ、結局彼らにとってはすべてが不確実なままにとどまる。すなわち彼らが住む世界は、常に不確実であると言えよう。

ところで彼らの中には、このような不確実な人間関係から、極力身を引いて生きる者がいる。そうすることによって、彼らは不確実な自己を守ろうとする。これが物理的な「自閉」という症状である。また彼らの中には、不確実な状況から身を引かず、やがて相手や自分の置かれている状況の中に、得体の知れない「思惑」を一方的に読み取る者もある。このような者には、しばしば妄想世界が展開するが、その世界の構造もまた多面性はなく、多くは「世界」対「自己」に二分され、「世界」は一方的に意味するもの、「自己」は一方的に意味されるだけのものに化している。[27]ないしはせいぜい「被害者として」の同一性を持った単純化された「自己」と化している（87頁、98頁参照）。

このような妄想世界の「自己」は、確かで安定した核を持たないため、現実を取り入れて再構築されにくい。多くの患者では、経過とともに自己の統一のためのエネルギーが減弱し、妄想と現実の両世界が（統合されることなく）並存することになり得る。先に示した土居の二つの世界を何の疑いもなく生きているように見える現象とは、このことを指すのであろう。

自閉をめぐって——現実世界の中での統合失調症患者の生き方

さて、上述のように統合失調症患者は、もともと個を重視した一対一の人間関係を築く志向性をあまり育てぬまま、思春期まで生きてくることが多い。そのような彼らは、ともすると自分一人の世界（内的世界）を好む傾向にある。たしかに彼らと親和性のあるとされてきた統合失調気質[112]をもつ者の場合も、内的世界のほうが優位を占めるといわれている。またそればかりでなく、自己像や対象関係も、早期発達段階の「一人遊び、空想的な遊び」的性質[33]を帯びたものにとどまりやすいともいう。すなわち彼らの場合、なんらかの対象関係を持ったとき、すでにそれ自体が幻想的色彩を帯びてしまっている（したがって幻想優位ないし内的世界優位となる）。吉松[207]によればそれは、「相互満足的な現実の人間関係ではなく、患者が一人で想定した対象関係、一人合点の幻想的対象関係」となる。したがって彼らが自己を同一化するのも、基本的には幻想的対象関係の中であり、彼らはそのような幻想的同一化に、おそらく発症前も発症後も自己の拠り所を見出す傾向を持つと思われる[62]。ちなみに吉松は、このような精神行動特性を「幻想的自我同一性」と述べた[204]。

いずれにしても統合失調症患者は、生来現実に足場を置くよりも淡い幻想を持ち続け、思春期以降は幻想的自我同一性によって自分を支えていることが多い。つまり彼らの生きる世界の特徴は、健常者からみれば常に「圧倒的に内的世界が優位」であるといえる。なおブロイラー[24]は、このような「内的世界が優位な」現象を、自閉と命名している。

第四章 「こころの構造」（自己 - 世界の構造）の視点からみた統合失調症
——統合失調症とその下位分類の再考

統合失調症において問われる自己とは

前章では、これまでの心理学的、精神病理学的知見を基に、統合失調症の精神病理の本質に迫ってみたが、その際キーワードとなっていたのが、「自己の成立不全」であった。ここで改めて問われるのが、今まで述べてきた「自己」とは、いったいいかなるものなのかということである。そこで改めて前章の自己をめぐる諸家の記載を見直してみると、それは常に確固とした核を持ち、他者との距離感が保て、かつ重層性を帯びた自己であり、また個の視点で世界を眺め、他者の個をいつも認識し、臨機応変に適切に対処できるような自己であることが推察される。

ここで思い浮かぶのは、まさにユングのマンダラ図、つまり胎蔵界マンダラ図でイメージ化される自己 - 世界感であり、第一部で「一般型自己」としたものである。おそらく統合失調症の精神病理が暗黙の前提としてきた自己もまた、二〇世紀以降の心理学において標準とされた自己であり、放射＋同心円状でイメージ化されるものなのであろう。したがって統合失調症とは、格子 - 放射状原図のスペクトラム（図２）で言えば、本来かなり中心から放射に偏った位置にある者が築き上げやすい自己像こそを標準であると定めたときに顕在化してくる病態といえよう。つまり、かなり人為的・文化的な力の元で生じ得る病態と推察されるのである。

そこでこの点を、先述（第二部）の柴田の見解[170]を援用して見直してみることにする。

唯一・絶対のイデオロギーと統合失調症の出現

柴田[170]もまた、統合失調症とは唯一絶対のイデオロギーをもった社会で育成された自己をもとに出現する病態であり、そのような自己を持たなかった時代には、統合失調症という概念はなかったという。この点に関しては松本[120]も同様の見解を述べている。たしかにこの疾患概念の出現は近代以降であり（十九世紀後半から二〇世紀初頭の西欧）、それは「一般型自己」が、唯一絶対の基準となって以降の歴史の中での出来事なのである。

ところでこの歴史の流れは、第二部で述べたように、本来神が持っていた唯一絶対性を常に自身が引き受けざるを得なくなり、それがさまざまな歪みを人間の自己‐世界感にもたらしたことに由来する。つまり近代以降の西欧人には、自ら理性をコントロールし、自己‐世界感を作り上げ、かつ対人社会をも形成、維持していく必要が生じたのである。換言すれば人間は、神のもとではなく、自ら身近な帰属集団の中で（あるべき）自分を支え、自分を位置づけるこころの構造、すなわち「一般型自己」の構造の確立とその維持が必要となったのである。それは放射＋同心円でイメージ化される、組織化されたこころの構造であり、同時に格子‐放射構図のスペクトラムでは、放射に偏った地点に位置されるものであった。このような自己‐世界の統合のためには、常に一定のエネルギーの充足を要すると思われ、先述のようにコンラート[27]は、このような一定のエネルギーの存在をエネルギーポテンシャルの理論から説明し、また吉松[209]はこの種のエネルギーを「精神的エネルギー」と命名し、その内実を考察しようとしたものと思われる。[注11]

以上のようにみると統合失調症とは、このような自己‐世界構造の構築の必要性と、そのための「精神的エネルギー」の維持とに関連した病態と考えることができよう。ちなみに柴田[170]は、近代自我の成立の歴史と照らし合わせて、統合失調症患者の特徴を以下のように纏めている。それは、①彼らにおいては、その精神を支える概念が、身近な集団に依拠せずに直接社会の（あるべき）本質概念とつながっていること、②彼らにとってその概念は相対的なものではなく、唯一・絶対なものでなければならないこと、③しかし、その概念の本質が何であるのかは、彼らにとっては曖昧なままであることの三点である（傍点は筆者による）。

筆者なりに解釈すれば、統合失調症患者は、種々のこころの構造が自分と社会との間で完成されていくのではなく、放射＋同心円でイメージ化されるこころの構造（「一般型自己」）が唯一絶対のものとして、あらかじめ人間の本質として、誰にでも備わっているものと（無条件に）信じるものの、その構造を構築できず、しまいには（無条件で信じた）「人間の本質」を了解できぬまま翻弄されてしまう人たちであるように思われる。

このようにみると、「一般型自己」（近代自我）の成立が要請される時代環境（唯一・絶対としての理性が存在する時代背景）でなければ、統合失調症という病態もまた生じにくいことになる。なお西欧文化とは異なった日本においては、今日で言う統合失調症が出現したのは明治以降であった。これも柴田[170]の考察であるが、明治以降の日本は、西欧列強に対抗するために国策として西欧に倣い、唯一・絶対のイデオロギーの必要性を求め、現人神《あらひとがみ》である天皇を中心とした文化を形成していった。統合失調症は、この過程において認められ始めたというのである。

以上、本章で論じてきたことをまとめると、「一般型自己」も、統合失調症も、いずれも唯一・絶対のイデオロギーを持った文化のもとで生じてきた歴史的産物であり、多分に文化・社会の価値観に支配された概念であることが確認された。このことはまた、統合失調症という病態が、完全に生物学的な基盤を持ったものでもないことを意味する。

（注11）吉松は「精神的エネルギー」に、自己の統一性を保つための基礎的エネルギー、内外の刺激を自己保存法則に従って選択的に取り入れつつ、意味ある像へと構成するエネルギー、時間経過の中で諸経験を重ねつつ、一貫した「自分」という意識のもとに自己を誕生から死へと生成させていくエネルギーがあると想定している。

統合失調患者のこころの構造とは？

ここまでで統合失調症という概念の本質が、必ずしも生物学的な基盤を持った病態ではなく、たとえば高機能ＰＤＤ者のように、生来的に患者が持っていると思われるこころの原図が直接問われるものでもないことが明らかになってきた。しかし先述のように、統合失調症の病理や病態を理解するに当って、彼らのこころの構造の問題を無視することもまたできないものと思われる。これまでの統合失調症の精神病理は、まず「一般型自己」を標準として定め、そこを出発点として「自己の成立不全」を論じてきたが、ここからは一度発達の原点に遡り、彼らが自己の統合を目指すにあたって利用するこころの構図の特徴から、彼らの病態を見直してみる。

まず、人間のこころの構造全般に関して確認しておく。第二部で推察されたことをまとめると、次のようになる。人は自身の自己 - 世界感を築くに当って、原図として格子と放射の二つの構図を利用し得る。ただし両原図のどちらに親和性があるかは個体によって異なる。その上で人は成長とともにこの両原図を利用し、最終的にはいずれか一方の原図を元にしながらも他方の原図をも組み込んだ自己 - 世界感を築き上げる傾向がある。またこの原図とこころの動因との関連を述べれば、格子状原図とシステマイジング、放射状原図とエンパサイジングが緊密な関係を持つとも言えた。

では、統合失調症患者のそもそものこころの構造は、いかなる特徴を持ったものなのであろうか。(注12)

絵画療法から推察される統合失調症患者の自己 - 世界イメージ

ここで先に紹介した花房ら(43)の研究にもう一度注目したい（47頁参照）。彼らの研究は、格子と放射構図の多寡（優劣）と、絵画でみられる活動水準の高低（高活動と低活動）、つまり二種類のこころの構図と、患者のもつエネルギー（注13）に注目したものであった。

さて花房らの結果によれば、破瓜型統合失調症患者の描く絵画は病期を問わず格子状（線の構図が基本的に格子状であり、色の配置は均質、色の塗り方は均等な筆圧、絵画の内容は静的、距離感は遠景化・抽象化・書割的）、妄想型患者の描く絵画は放射状（線の構図が基本的に放射状、色の配置はせめぎあいが目立ち、色の塗り方は均等でない筆圧、絵画の内容は動的、距離感は部分に接近）の構図を持っていた。さらにまた活動水準軸も組み合わせてみると、各タイプの絵画特徴の経過を追うことができ、破瓜型の絵画の場合、急性期や寛解期では放射状の両要素を含むが、発症後年数を経るにつれて格子・低活動領域へ固定化する。これに対して妄想型の場合は、放射状・高活動域の絵画が多いという（これに関して花房らは、妄想型患者は活動性の高い時期にしか絵画を描かなかったためであるとしている）。

ひとつの絵画療法の研究から、統合失調症患者のこころの構造を論じることは大胆である。しかし試みに、第二部でのべたことと照らし合わせて、筆者なりに解釈してみると、破瓜型患者とは、人間としては生来的に格子状構図の

（注12）精神構造への注目は、これまでにも精神医学の歴史の中でいくつかみられる。その代表的はドイツの精神病理学者、ヤンツァーリク（Janzarik. W. 1920－）による独自の論点、すなわち構造力動論（Strukturdynamik）であろう。[82] 彼の視点は、人間という現象全体に向けられ、その中で生きられる身体の体験のされ方（つまり「力動」）を探求し、同時に成長とともに現在という体験の統一性が獲得される様態（これを「心的場」の形成とみた）を追究していこうとする点にあった。[104,105]

ここで注目したいのが、彼の述べる「心的場」である。ヤンツァーリクによれば、それは構造としての側面を持っている。彼の言う構造とは、成長とともに築かれ、現在という体験の場を支える枠組みのようなものであり、その意味では筆者が述べてきた「こころの構造」と共通するところがあると思われる。ただし彼が想定している構造とは、あくまでも西欧の「個」の視点を持った自己・世界（つまり「一般型自己」）を前提としているようである。

（注13）この場合のエネルギーは、コンラートが注目し、吉松が「精神的エネルギー」と命名したものと同じかどうかは定かではないが、統合失調症が自己の成立をめぐる病態であるとすれば、そのエネルギーの多寡は、放射＋同心円状の自己構造の成立に向けられるところが大きいことは推測される。

イメージに親和性がある人たち、妄想型患者とは、放射状構図のイメージに親和性がある人たちであると推察されよう。この結果は、われわれの臨床経験と齟齬を来たすものではない。すなわち、格子状絵画は無機質的印象、科学的冷静さといった破瓜型の生きる姿勢を、放射状絵画は自己を中心とした世界を生きる妄想型の姿勢を象徴しているように思われるからである。またこれに活動水準も加味すると、破瓜型の場合、エネルギーポテンシャルの高い時期には、格子状構図が優位ながら放射状構図も取り込んだこころの構造を保つが、エネルギーポテンシャルの低下した慢性期では、格子状構図を主体としたこころの構造を持つことも推察されよう。

先に確認したように、統合失調症患者は、生活史の中で放射＋同心円でイメージ化される「一般型自己像」こそがあるべき人間像であると無条件に信じ、それを求めて際限なき闘いに挑む人たちであった。統合失調症という病態は、結局そのようなこころの構造をうまく築けなかったときに生じるものであった。しかしそれ以前に彼らは、個々に格子ないし放射というこころの構図への親和性を持った存在でもあることを、花房らの研究は喚起しているように思える。そしてそこからは破瓜型、妄想型という亜型のもつ意味が改めて浮上してくるように思えるのである。(注14)

このことは、統合失調症の体系化の歴史にも齟齬を来たさない。周知の通り統合失調症の概念は、クレペリン（Kraepelin, E.）に端を発している。そしてそれは、慢性の経過と痴呆化という共通の経過上の局面に依拠したものであり、それ以前に報告されていた、カールバウム（Kahlbaum, K. L.）およびヘッカー（Hecker, E.）の破瓜病(48)、カールバウムの緊張病(85)、マニャン（Magnan, V.）の慢性妄想病(119)を集めてできた概念である（早発性痴呆）。ほぼ同じ群の患者をブロイラーはシゾフレニー（精神分裂病）と命名し、そこに共通する精神病理を述べたものの、やはり彼も「精神分裂病群」として扱っている。このようにみても、統合失調症を述べるに当たっては、まずその前に生来的な人間類型が存在することを押さえておく必要があろう。それは生来的に異なった人たちが、それぞれの統合失調症の類型に発展していく可能性である。

統合失調症の下位分類にまつわる疑問（操作的診断基準）

ここで操作的診断基準における統合失調症の下位分類について、多少私見を述べておく。

従来統合失調症は、破瓜型、妄想型、緊張型の三類型、ないしこれに単純型を加えた四類型に分類され、それぞれの類型において発症年齢や経過、予後などが論じられてきた。操作的診断体系においても、大方この分類は踏襲されている。しかしそこでは、慢性の経過をとりやすい統合失調症を、過去六カ月の状態像で診断する視点（表3-1）に無理が生じる。そこでＤＳＭ-Ⅳ-ＴＲ、ＩＣＤ-10ともに、慢性期の病態を、急性期とは異なった別物として扱い、上述の三ないし四類型と同列の亜型（過去六カ月の状態類型）に置くことで処理している。

ちなみにＤＳＭ-Ⅳ-ＴＲの下位分類は、解体型（破瓜型とほぼ同様）、妄想型、緊張型、分類不能型（上述の三類型のいずれの基準も満たさないタイプ）、および残遺型（いわゆる慢性期の病態）など、ＩＣＤ-10は破瓜型、妄想型、緊張型、単純型に加え、鑑別不能型、統合失調症後抑うつ（従来の診断では、急性期後にみられ得る抑うつ状態[125]ないし疲弊状態[143]）、残遺型（いわゆる慢性期の病態）となっている。

しかしここまでの考察を基に統合失調症をみてみると、これらの分類は、生得的な素因を度外視しているといわざるを得ない。また慢性期（残遺型）を独立した区分として抽出することは、横断的診断の視点ではやむを得ないのであろうが、それでも慢性期を類型として破瓜型、妄想型、緊張型といった区分と同列に置いてしまうことには、どうしても違和感を覚える。やはり破瓜型患者では、破瓜型としての発症から慢性期までの病態を考えること、同じよう

（注14）ちなみに花房らは、緊張型の場合は一貫して格子・放射状両構図をもち、活動レベルのみが高活動域から寛解とともに標準域へ移動するという。花房らは、この結果に対する考察は行っていないが、やはり筆者なりに推察してみると、緊張型の患者とは、人間として見ると自己・世界の構築にあたって生来的に両原図を同程度に利用する人たちなのではないかと思われる。

に妄想型患者では、妄想型としてのそれを考えることが、生物学的にも精神病理学的にも自然といえまいか。

以下では、まず人間としての彼らの姿に立ち返って、つまり破瓜型統合失調症患者と妄想型統合失調症患者のこころの構造の発達や、彼らが「一般型自己」[11]を求める姿勢にまで立ち返って、彼らを精神病理学的に見直してみたい。なお緊張型に関しては、現在では症例が少ないため参考程度に、また単純型に関しては、改めて第六部で触れる。

第五章　破瓜型統合失調症患者の自己‐世界感とその精神病理再考

破瓜型統合失調の症例

破瓜型統合失調症の特徴は、ＩＣＤ‐10に依拠すれば、幻覚や妄想は存在しても顕著でなく、陰性症状、とりわけ感情の平板化と意欲低下が目立つ一群である。またこの一群においては欲動と決断力が失われ、目標が放棄されがちであるともいう。先にも述べたようにＤＳＭ‐Ⅳ‐ＴＲでは解体型がほぼこれに相当するが、ここではとくに陰性症状が強調されている。

破瓜型統合失調症患者はまた、先述のように自己‐世界形成にあたって、生来格子状構図を利用しやすい人たちといえた。先に提示した症例Ｄ氏（61頁）は、社会で生活している破瓜型の代表的な症例と思われるが、ここではもう一例提示しておく。

症例Ｋ　（文献62より改変して引用）

生活史

Ｋ氏は、教師である両親の元で生まれ、生来おとなしく、目立たない性格傾向であった。両親からは、教師の子どもとして厳しく躾けられたが、Ｋ氏は特にそれに反発することもなかったという。交友関係はあまりなく、中学以降は読書をしたり、クラシック音楽を鑑賞したり、ひとりで映画鑑賞に行ったりすることが多かった。高校時代は勉強に励み、友人からは「ガリ勉タイプ」とみられていたらしい。母親によれば杓子定規のところがあり、授業を欠席することもなく、淡々と学校に通い続けた。

大学進学を前にしてK氏は、進路の方向性を絞れず、自分のなさに悩んだという。結局彼は、自分を見つけられそうな国文学を専攻することにし、某大学の国文科に進学した。K氏の話によれば、このころは数名の仲間もいて、飲み会にも顔を出したりしていたが、高校時代と同様、授業を欠席することはなかったという。大学卒業後、K氏は某市役所に就職、口数は少なく、決められた仕事をこなしていたものの、上司からはやはり「杓子定規で気が利かない」と評価されていた。

現病歴

就職半年後、「どうしても自分から気を利かせることができず、同僚から後れを取っていることに深く悩み」始めた。このころから職場でK氏は「自分の仕事を逐一チェックされている気配」や「考えていることを探られるような気配」を覚えた。まもなくK氏には「自分の心を見抜かれる」、「自分の素行をすべて調査されている」という被害妄想が出現し、自宅にひきこもった（二二歳）。そのために精神科を受診し、約三カ月の入院治療を受けた。

治療歴

入院後K氏は、妄想に関してはあまり語らなかったが、医師が尋ねれば入院時と同じ内容の妄想を、約一カ月間は語っていた。しかしその後は、多少の病識がみられてきたのか、妄想内容に関しては「あれは、調査されているような気がしただけかも知れない」と述べた。その後K氏は退院し、約一年間自宅療養を行った。一貫して活動性はあまりみられなかったが、復職の希望は認められたため、K氏は元の職場に戻った。

以後K氏は周囲から庇護されながら、毎日同じ内容の仕事を淡々とこなしている（書類棚の整理をひとりで行う任務）が、非常に硬く、また繊細な印象がもたれる。現在K氏は五〇歳で、公務員としてそこそこの勤務はこなせている。多少の人格水準の低下はみられるものの病状は安定しており、遅刻も欠勤もない。ただし数年前までのK氏の生活における大きな苦痛は、「昼休みになると不安で、緊張が高まる」ことにあった。彼によれば「自分の拠り所がなくなり、怖くなる。他人の目が気になって、いてもたってもいられなくなる」とのことであり、「昼休みが危険時間」であったという。そのため主治医が散歩をし、かつ一人で飲食店に入って昼食をとることを提案すると、以後「昼休みは外食・散歩タイム」と位置づけ、毎日決まった店に通い始め、「気分が少し楽になった」とのことである。

現在のK氏の生活はきわめて規則的であり、職場が多少忙しい時期でも、昼休みはスケジュールどおりに外出し、また夕方も時刻どおりに帰宅している。

破瓜型統合失調症患者のこころの構造

D氏とK氏の二症例は、日常臨床で比較的よく見かける、一定の社会適応の得られている破瓜型統合失調症患者であるが、両者とも自己‐世界の形成にあたって、格子状構図に親和性があることが確認できる。それは第一部で述べた高機能PDD者とのいくつかの共通点からも推察され、それが如実に表れていたのが発症後、社会に再適応する際の生き方であった。すなわち、いずれも計画表ないしスケジュール表のようなものを内界に設定し、それに忠実に基づいて生活している点であった。また計画表のそれぞれにいくつかの枠らしきものが設定されており（勤務時間、仕事内容、休憩時間、昼休みの枠など）、その枠の中でもまたそれぞれの規則が設定され、その通りに生きていた点であった。

さらにこのような計画表やスケジュール表は、彼らの自己と緊密に結びつき、この枠組みに従えない場合には、容易に危機的状況に陥り、微小再燃（困惑と以前とほぼ同じ内容の妄想）が認められてもいた。たとえばD氏の仕事が多忙な時期がそれに相当する。すなわちこの枠組みは、彼らの自己の代理物ともいえるかのようであった。

また格子状構図への親和性は、発症前から存在していた可能性が高く、D氏の真面目で正直、「手堅く勉強」する姿やK氏の杓子定規な姿は、格子状構図に象徴される人物像（自己 - 世界感）と齟齬を来たさないものである。(注15) またこのようなこころの構造は、後に述べる、破瓜型統合失調症患者の慢性期に主にみられる精神行動特性（表3-2）を理解する上でも、大いに参考になる。

破瓜型統合失調症患者の生き方（発症前）

ところで彼らの発症前の姿をみてみると、D氏は「自分というものを持たなければならない」こと、K氏は「自分から気を利かせることができず、……後れを取っている」ことに深く悩んでいた。このことからは、彼らに「一般型自己」を得なければならないという意志があったことが確認される。というよりも彼らには、「一般型自己」以外の存在の可能性を模索した形跡はない。すなわち彼らは、「一般型自己」こそがあるべき自己の姿であると思い、その構築のために克己していたようであった。ちなみにD氏の場合は剣道教室に通い、K氏の場合は国文学を専攻していた。

このような両者を高機能PDD者と比較すれば、彼らは格子状構図に親和性がある点では共通するが、D氏やK氏の場合、幼少時に集団の中で目立つところのない生活を送り、また遅くとも思春期頃から「一般型自己」を獲得するために闘う意志を示した点が特徴であった。つまり彼らは、高機能PDD者以上に放射状構図を取り入れ得る自己 - 世界感を持っていたと推察される。しかしD氏やK氏の事例をみると、やはり彼らには「一般型自己の構造」（すなわち放射＋同心円状でイメージ化される自己 - 世界像）を築きあげることが困難なようであった。たしかにそれは格子 - 放射スペクトラム（図2）を念頭に置くと容易に推察できることであろう。つまり「一般型自己の構造」とは、あくまでも放射構図を基に築かれた構造であり、人間として格子優位の人たちにとっては、それを獲得することは半ば無謀な試みとも思われるからである。

このような視点でD氏とK氏の生活史を振り返ると、彼らは発症前夜まで、比較的「安全」な環境に身を置いていたともいえる。D氏の場合は自ら選んだ公務員という（比較的役割の企画化された）職種の中で、K氏の場合は大学というい わばモラトリアムの中で、「一般型自己構造」の確立の課題を棚上げしていたのであろう。彼らにとってこの生き方は、統合失調症の発症に対する回避（ないしコーピング）行動であった可能性がある。

統合失調症患者の急性期とその妄想世界

その後のD氏やK氏をみると、両者とも結局は「一般型自己構造」の確立を迫られ、その状況の中で行き詰まり、妄想世界に入らざるを得なかったようである。

ここで一旦、破瓜型統合失調症から離れて、統合失調症全般の妄想世界を振り返ってみる。先にも述べたように（73頁参照）、統合失調症患者の急性期の妄想世界の構造に関しては、コンラート[27]の見解が参考になる。すなわち統合失調症の妄想世界では、あらゆるもの（の存在）が完全に「世界（周囲側）」対「自己（自分側）」に二分され、しかも「世界」は一方的に自分に対して何かを「意味してくるもの」の総体となり、逆に「自己」は一方的に世界から「意味されるもの」となっている。そこではひとは、ただ世界（周囲）によって「読まれ」、「操られ」、「影響される」ばかりの存在となっている。したがって危害を加えてくる主《ぬし》は特定の誰かではなく、世界全体を代表する「なにものか」となる[136]。

もう少しこの世界の由来を自己‐世界構造の視点から追求してみると、「一般型自己」こそが唯一絶対の人間の姿

（注15）ちなみに破瓜型患者をバロン‐コーエンのE‐Sモデルでみると、彼らは発症前から他者への共感性よりも物事を客観的、物理的に眺め、発症後もまた枠を設定して、物事（仕事や対人関係）を分析的に評価しながら生きており、システマイジングの動因が優位な人たちと推察できる。

であると捉え、その獲得に縛られた（発症前の）統合失調症患者は、半ば強引に一点を中心とした自己‐世界感（自己‐世界構造）を持とうとする。しかしその際彼らには、他者との相互交流によって、さまざまな人間像を自己‐世界の中に取り込むことは困難であり、どうしても重層化した自己‐世界（放射＋同心円構造）が築かれ難い。そのような彼らは他者との適切な距離を持てず、眼前の他者の（自己にとっての）意味がその都度変化して感じられやすい（73頁参照）。ともするとこのような自己‐世界における体験は、彼らにとって全く了解不能となり、不気味な雰囲気[181]に満ちたものになる。

中井[152]に倣えば、このような状況に対して彼らは、特定の観念を得ようと統合志向性を必死に利用する。しかし往々にしてそれは、客観的な現実に即した統合ではなく、中安[155]の言う、「偽統合反応」の発動を招く。おそらくコンラート[27]は、このような彼らの持つ統合志向性が、不安の中でさらなる妄想化を促進し、トレマからアポフェニーの段階へと至る「壁」を乗り越えるとみたのであろう。[注16]

ここで改めて注目されることは、この妄想世界が明らかに自分を中心とした強引な世界の解釈になっている点である。ＩＣＤ‐10の臨床記述、たとえば「……患者は自分を中心にしてすべてのことが起こると考えている」、「日常的な状況にすぎないことを、自分に向けられた、たいていは悪意のある（特別な）意味を持っていると確信する」（傍

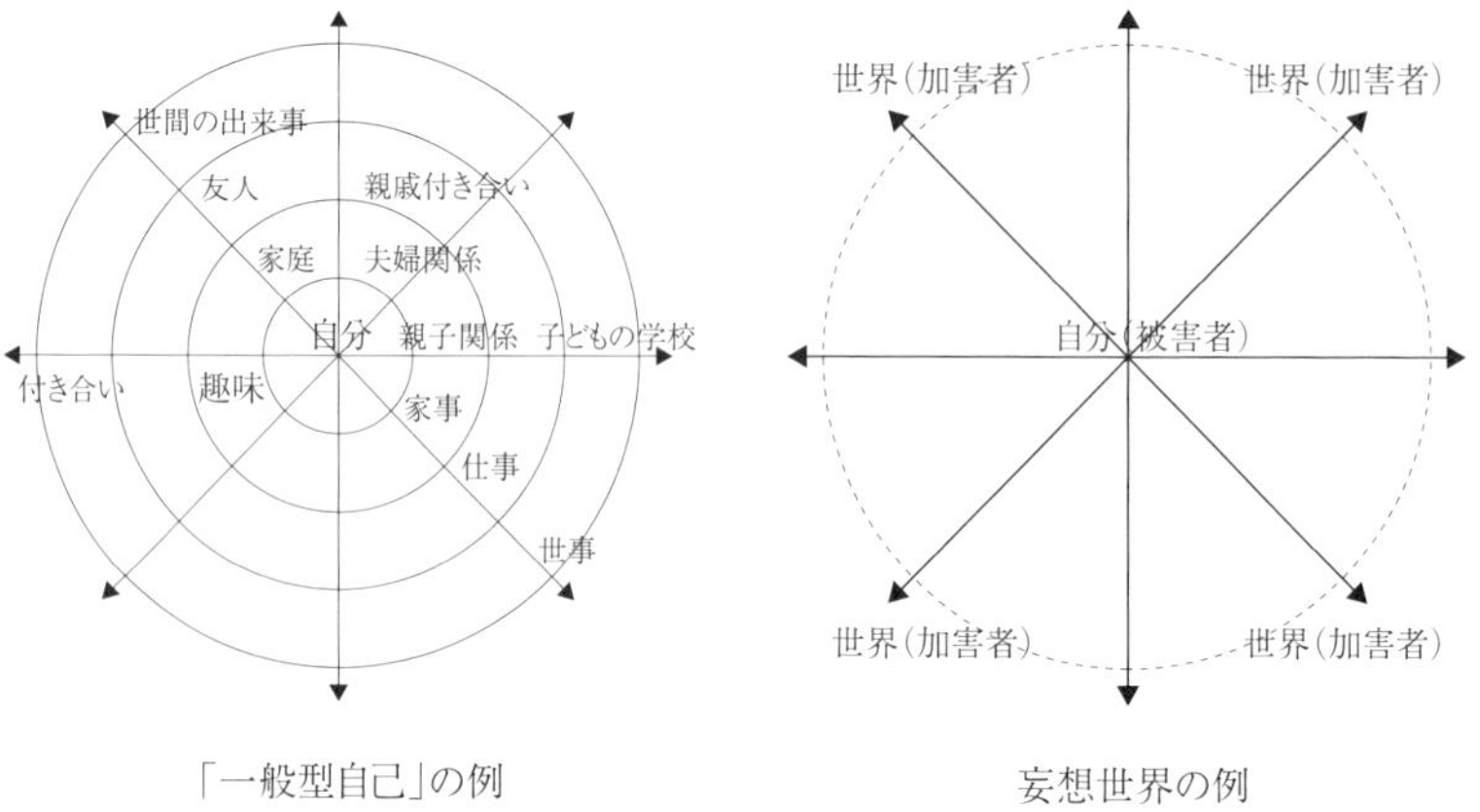

「一般型自己」の例　　妄想世界の例

図 3-1　統合失調症の妄想世界

点とカッコ内は筆者による）にもそれが表われている。このような自己 - 世界をイメージ化すれば、基本的に放射状の構図になろう。さらに自分が「被害者」、世界が「加害者」と明確に二分されているところをみると、やはりその世界に重層性はなく、構造としてはごく簡単な放射状構図にイメージ化できよう（図３-１）。いずれにしても統合失調症患者は、この放射状構図を利用して、なんとか不気味な不安の解消を試みるようである。

ここであらためて、破瓜型統合失調症患者の急性期の特徴を再考すると、格子優位の彼らにとっては、放射状原図を発展させた「一般型自己」の構造（放射＋同心円状でイメージ化される自己 - 世界像）を築きあげることは困難であった。彼らがその構築を求めても、せいぜいごく簡単な放射状構図にとどまり、しかも自分を中心とした強引な世界の解釈（中安に倣えば偽統合による世界構築）に至りかねないことは想像に難くないと思われる。Ｄ氏の「同期のＰから自分の仕事を邪魔される。……僕の人生を破滅させようとして部署全体を巻き込んでいる」、Ｋ氏の「自分の素行をすべて調査されている」は、まさに自分が「被害者」、世界（周囲全体）が「加害者」という、図３-１のようにイメージ化される世界であったといえる。

さらに言えば、破瓜型統合失調症患者にとって放射状構造の妄想世界自体もまた、馴染みのある自己 - 世界感（構造）ではない。したがってこの世界は発展しにくいことが頷ける。Ｄ氏やＫ氏の場合も、発症当初の妄想がそれ以上発展することはなく、その後も、「一般型自己」の構築の必要性に直面した時期には、一過性に妄想は再現されるが、その状況から解放されると妄想は背景に退いていた。先述のＩＣＤ-10の記述、「幻覚や妄想は存在しても顕著でなく、……」は、彼らがそもそも人間として持っている「こころの構造」（格子状構図をもとに発展したこころの構造）を

（注16）トレマ、アポフェニーとは、ドイツの精神医学者、コンラートが著書、「統合失調症のはじまり（Die beginnende Schizophrenie）[27]」の中で提唱した概念のひとつである。彼によれば、統合失調症の発症の際には、患者本人にとって自分を取り巻く周囲の様子が変容して感じられる。当初はそれがなぜかがわからず、漠然とした不気味な感覚に襲われる。彼はこの状態をトレマ（戦慄）とよんだ。さらに経過が進むと、変容の意味までは分からないが、それが自分に対して何らかの意味を持つと感じるようになる。この状態がアポフェニーと呼ばれるものである。ちなみに変容の意味を明確に読み取るようになると、被害妄想の世界が成立し、この状態をコンラートはアポカリプス期とよんだ。

反映した特徴と考えられよう。

破瓜型統合失調症患者の慢性期

次に破瓜型統合失調症患者の慢性期ないし慢性化の病理を見直してみたい。ただし破瓜型の場合は当初から陰性症状が目立ち、慢性期のはじまりないし慢性化という現象自体を同定することは意外と難しい。そのような事情を加味して永田[146]は、患者にとっての病的体験自体の「異質性」の減弱に慢性化の意味を求めている。

ところで統合失調症患者の場合、先にも述べたように、経過とともに「一般型自己」の統一のためのエネルギーポテンシャルが低下することが考えられる。つまり急性期までは、少なくとも彼らには「一般型自己」の構築を目指す意思が目立ち、妄想世界もその流れの中で認められる現象であるといえた。しかし彼らは、「一般型自己」の構築への終わりなき闘いに疲労し、やがてエネルギーポテンシャルの低下[27]を招く。このことは、最終的に「一般型自己」の成立そのものを諦めることをも意味する。ここで考えられるのが、生来的に親和性を持つ構図への依拠と、それを基にした自己・世界の展開である。破瓜型患者の場合には、慢性化とともに格子状構図に依拠した自己・世界を生き始めるのであろう。

たしかにこれらの点は、D氏やK氏を振り返ってみても頷ける。先述のように、彼らは計画表ないしスケジュール表のようなものを内界に設定し、それに忠実に基づいて生活していた。また慢性期の彼らに幅広くみられる症状の特徴や精神行動特性も、格子状構図を想定すると理解しやすいものが少なくない（110頁以降参照）。見方を変えれば、そこで生じている精神現象（慢性期の特徴）は、基本的に自身のこころの構造そのものの機能でもあり、本人にとって異質性は減じ、あえてそれを言語化することもないのであろう。

慢性期破瓜型統合失調症の諸症状と格子状のこころの構造

ここでは慢性期の破瓜型統合失調症患者の代表的な症状[146]を、上述の視点で再考してみる。すなわちミンコフスキー[126]のいう「貧しい自閉」、それと結びついた病的幾何学主義や病的合理主義といった生き方、全般的な感情の平板化および感情鈍麻、全般的な意欲の低下、連合弛緩[24]をはじめとする思考の障害、形骸化された妄想[135]、妄想世界と現実世界との併存（二重見当識）、時間体験の変容（時間の連続性の消失[4、131]）などである。[注17]

まず「貧しい自閉」とは、ブロイラーが提唱した自閉（74頁参照）を、ミンコフスキー（Minkowski, E.）が内面生活の豊かなものと貧困なものとに分けて提唱した概念であり、「豊かな自閉」の代表がスキゾイド（199頁参照）、「貧しい自閉」の代表が破瓜型統合失調症におけるものである。[2] 病的幾何学主義や病的合理主義もまたミンコフスキー[126、127]が提唱した概念である。ところでこれらの概念を提唱した背景には、彼が統合失調症の根本的障害を、時間の流れのもとに展開される生命の力動性、「現実との生命的接触」の喪失にみたことに基づく。「貧しい自閉」はまさに「現実との生命的接触」の喪失を表し、病的幾何学主義や病的合理主義とは、それを空間的な基準や要素を偏愛することによって代償するために病的に亢進した幾何学的、合理的思考を指す[1]。

しかしこれらの概念は、格子状でイメージ化される自己 - 世界感を思い浮かべると、彼らの自己機能のあり方をそのまま綴った特徴とも言える。すなわちシステマイジングの動因が優位な彼らは、生来的に他者との相互交流的な現実世界よりも、folk physics の思考領域に没入し、内面生活が大きな位置を占める。第一部で述べた「ＰＤＤ型自

（注17）これらの症状の多くは、大雑把に言えば「陰性症状」や病的体験の残遺として括られてきた現象であり、それ以上の精神病理学的検討はあまり加えられてこなかったのが現状である。しかしこれらの症状は、精神科リハビリテーションにおいては「生活のしづらさ」に直結するものであり、患者の社会適応のためにもさらなる精神病理学的把握が必要となろう。

己」はその典型であり、それを持つ者の内界はタッチパネル状に発達し、各ウィンドウ内の中身も豊かである。高機能ＰＤＤ者の「精神的エネルギー」は、積極的にこの中身の充実に注がれ、これはミンコフスキーのいう「豊かな自閉」に通じる。たしかにスキゾイドは今日では、高機能ＰＤＤ者との異同が議論されている人たちである（200頁参照）。慢性期の破瓜型統合失調症の場合も、格子状自己‐世界構造を考えれば自閉がみられることは容易に推察できるが、彼らの場合は全般的なエネルギーポテンシャルの低下により、格子の中身もそれほど充実しておらず、そこに新たにエネルギーが注がれることも少ない。「貧しい自閉」の本態は、このようにみると理解しやすい。

またシステマイジングの動因は、それが強く発揮されれば、そのまま幾何学的で合理的な世界を作り上げる。さらに言えば、全般的な感情の平板化、時間体験の変容（時間の連続性の消失）や連合弛緩（111頁参照）、二重見当識（次節参照）もまた、生来の格子状でイメージ化される自己‐世界構造が顕在化してきた結果を反映した現象であるとみることもできる。たしかに格子状の自己‐世界感をもつ者は、感情も時間も自分固有のものとして体験することが不得手であり（中枢性統合の弱さ）、そこから感情鈍麻（感情の細やかな動きが減少し、通常対人交流の場で表出される固有の感情が喪失された状態）や時間の連続性の喪失も理解されよう。

このほかにも、慢性期統合失調症患者にときにみられる不可思議な現象がある。たとえば第三部の冒頭でも触れた「知覚潰乱発作」[198, 199]、「選択的実感の棚上げとその突然の回帰」[185]という現象がそれである。これらも格子状の自己‐世界構造を念頭に置くと、理解しやすいと思われることを付言しておく。なおこれらの詳細は第五部（180頁）で述べる。

慢性期破瓜型統合失調症の妄想の行方

最後に慢性期の破瓜型患者にみられ得る、形骸化された妄想に注目してみたい。

Ｄ氏の場合をみると、彼には仕事が多忙な時期や年末の勤務評価の時期に、「周囲の職員が僕の行動をチェックしている」という妄想が再燃し、しかもそれは発症時とまったく同じテーマであった。主治医からみると、（特定の状況に誘発されて）同じ妄想が機械的に出現しては去っていくような印象が持たれた。慢性期の破瓜型統合失調症患者では、このような現象は臨床上しばしば体験されるが、それは臺[191]の提唱した「履歴現象」にも通ずるものである。すなわち統合失調症の経過とともに突発的で急激な妄想体験の復活がみられやすくなる傾向である。これらは従来の精神病理学では、不可解な現象と思われてきたが、これも「こころの構造」から見直すと、了解しやすくなる。つまり妄想世界がひとつのマスの中にそのままの形で存在し、なんらかの誘因とともにその中身が顕在化するとみると理解しやすいのである。その意味ではＰＤＤをめぐって杉山が考察した「タイムスリップ」現象に近い面がある（177頁参照）。

またＤ氏自身は、淡々と生活を送っている反面、常にこのような妄想世界の存在を意識していたようでもあり、実際に特定の状況の展開の危険を予知すると、自らその環境からの回避を企てていた。つまり妄想世界の中というよりも、どこかで妄想世界とともに生きている患者であった。慢性期患者にみられるこのような現実世界と妄想世界の併存は、二重見当識に通じるところがあり、「一般型自己」のありかたを基準とすれば、「自己の分裂」という病理になる（70頁参照）。しかしこの現象も「こころの構造」から見直すと、いくつかのマスが併存している格子状の「こころの構図」を持った慢性期の破瓜型患者のごく自然な心理現象と解釈することができる。（なおＤ氏の場合は、経過的には現実世界と妄想世界が交替して出現しているため、二重見当識を持っているとは言いきれない）。

以上、破瓜型統合失調症を、患者が生来持っている「こころの構図」への親和性と、「一般型自己」確立への絶対的なとらわれ（およびその確立のためのエネルギーポテンシャルの維持）という二つの面から考察してきた。この二つの面を併せてみることにより、彼らの精神病理をより自然な形で理解できるものと思われた。

第六章　妄想型統合失調症患者の自己 - 世界感とその精神病理再考

妄想型統合失調の症例

妄想型統合失調症の特徴は、ＩＣＤ-10に依拠すれば、比較的固定した妄想がみられ、幻覚とりわけ幻聴を伴う病状を呈する。陰性症状は存在しても顕著でなく、感情はほかのタイプの統合失調症ほど鈍麻していないが、軽度の感情の不調和はみられ、易刺激性、易怒性、恐怖感、猜疑といった気分の異常として表現されやすい一群である。ＤＳＭ-Ⅳ-ＴＲの記載もほぼ同じであるが、妄想の特徴について、通常「体系化された妄想、ないし単一のテーマ」であるという記述がある。予後に関しては比較的よいとある。

さて妄想型統合失調症患者は、一人の人間としてみると、花房らの研究からは生来的に放射状構図を利用して自己-世界感を構築するひとたちであることが示唆された。先に提示した症例Ｃ子（65頁）が、その代表的な症例と思われるが、ここでもう一例提示しておく。

症例Ｙ子　（文献62より改変して引用）

生活史

Ｙ子は内気、受動的な性格傾向であり、小学校時代から母親に「友だち遊びを強要されてきた」（本人の陳述）という。また彼女自身過去を振り返って、中学時代（中学二年頃）から周囲の友人に左右されて、「話している友達ごとに自分の性格が変わる」ことに悩み出したと述べている。すなわち「よくしゃべる子」と付き合えば「自分もよく喋る人」、「他人を気遣う子」と付き合えば「自分も他人を配慮する人」、「おとなしめの子」と付き合えば「自分もおとなしくゆったりした人」になり、どれが本当の自分か分からず、友達に近づいては確かめてみたという。高校二年時、自分が自分であるという実感や時間の連続性の感覚がなくなり、まもなく自分の中に他人の考えが入り込んできたり、他人に影響されたりしてしまうという自我障害が顕在化した。なお母親からは、「自分というものをしっかり持ちなさい」と何度も言われ、当時を振り返りＹ子は、「皆、どうやって自分をしっかり作るのか私には分からず、苦しかった」と語っている。

現病歴・治療歴

十八歳時、Ｙ子は卒業を前にして「就職の件で追い詰められ」た。すなわち彼女は「きちんとした自分がなければ、社会の中でやっていけない。私はすぐに周りに影響されて、自分の核のようなものまで周りに影響を及ぼされる。周り次第で、自分が全部変わってしまう」と思ったという。しかし母親からも教師からも、「とりあえず就職だけはしなさいとせかされ」、まもなくＹ子には、「友だちや先生に自分が操られて自分の人生を台無しにされる」という被害妄想と激しい精神運動興奮が認められた。そのため当時筆者が勤務していた精神科を受診し、約半年間の入院治療を受けた。

入院中のＹ子は男性看護師に恋愛妄想を抱き、性的な逸脱行為も少なくなかった。そのため約二週間、個室を使用したこともあった。上記の被害妄想や恋愛妄想は約三カ月間持続したが、徐々にＹ子は妄想を語らなくなったと同時に、退院へ向けて具体的な計画を述べるようになったため、約半年間の入院の後、自宅に退院となった。

退院後は外来治療を受けながらアルバイトを行っていたが、二一歳時にも前回同様の妄想のほか、高校時代の男友達Ｘに関する被害妄想（「私がＸの誘いを断ったから、Ｘが私を恨んで、私に分からないように周囲の人を巻き込んで、私の人生を邪魔しようとしている」という内容）を持ち、約五カ月間の入院治療を受けた。二回目の退院後もY子はアルバイトを継続、仕事自体はとくに問題なくこなせ、その意味では良好な社会適応をしているといえた。二七歳時には、職場で知り合った六歳年長の男性と交際、約二年後に結婚した。

現在Y子は、子どもを一人もうけている。家事と子育てを一通りこなしているが、彼女自身は「時間がつながらず」、同時にその都度自分が変わり、感情が大きく揺れ、どれが本当の自分か分からないという症状に悩み続けている。また他者との距離の取り方が分からず、「他の人の感情に巻き込まれて、自分の核が奪われてしまう」怖さと不安に怯えている。さらにY子はことあるごとに、「私はいつもコロコロ変わってしまう。どうしてこんなに自分がないのでしょうか」と苦悩を表明している。また、夫や子どもを取り巻く対人関係でストレスが蓄積すると、「周囲の人たちの背後にはXがいて、皆で口裏を合わせて私を邪魔しようとしている」、「自分の人生を台無しにされる」とう被害妄想がその都度容易に出現し、抗精神病薬の増量による対応を必要としている。ただしY子自身は、この内容の被害妄想にどこか馴染んできているようであり、妄想が消失した後もその状況に対する内省は語られなくなっている。

妄想型統合失調症患者のこころの構造と生き方

C子とY子の二人の女性例は、ICD-10およびDSM-Ⅳ-TRの診断に基づけば、妄想型の統合失調症といえる。彼女らは先述の破瓜型症例とは異なり、少なくとも計画表やスケジュールといったこころのイメージを内界に持っておらず、その精神構図は、C子やY子の言う自己の「焦点」や「核」のなさに象徴されるものであろう。すなわち先に紹介した花房らの見解と同じく、彼女らの自己とは、基本的には一つの核を中心にした放射状のイメージで描かれる構造を持ったものであると推察される。ただし妄想型患者が実際に築ける自己とは、二症例で示されたように、放射＋同心円状構図でイメージ化できるほど確固としたものにはなれず、重層性もあまり築けず（対象との適切な距離を持てず）、それゆえ他者に翻弄されがちなものに留まっていると思われる。実際にC子やY子は、思春期以降、その焦点や核のなさゆえに生じる自身の感情や思考のコントロールの喪失感に翻弄され続けていた。

ちなみに妄想型患者をバロン‐コーエンのE‐Sモデルでみると、彼らは発症前から他者への共感性が課題となっていた。すなわち共感しすぎてしまい、自己を見失う怖さにおそわれるといった質のものである。したがって妄想型患者は人間的にみてもエンパサイジングの動因が優位を占める一群と推察できる（第二部参照）。

ところでC子とY子のもう一つの特徴として、発症前より「きちんとした大人にならなければならない」こと（C子）、「どうやって自分をしっかり作るのか、私には分からない」こと（Y子）に深く悩んでいた点が注目される。つまり彼女らもまた、「一般型自己」を得なければならないという意志を持っていたことが窺われる。というよりも、やはり「一般型自己」こそがあるべき自己の姿であると疑わず、その構築のために克己していた側面がみられる。さらに入院後も、自ら自立を目指し続けてきた彼女らの姿勢からは、発症後もその姿勢には変化がなかったように思われる。

つまり「一般型自己」を求める生き方は、先に述べた破瓜型患者の場合と同様である。ただし彼らが求める「一般型自己」の構造が、放射状構図を基に築かれ得ることを考えれば、妄想型患者は破瓜型患者に比べて、それを獲得する現実的な道が開かれていたように思える。破瓜型のD氏やK氏と異なり、C子やY子は、発症前から「自己」を確認するためにしばしば眼前の他者に接近し、現実世界の中で自己を築こうとしていた（注18）。

妄想型統合失調症患者の急性期

ここで改めて、妄想型統合失調症患者の急性期の特徴に関して考えてみる。C子やY子の妄想世界は、周囲から読

（注18）この生活特徴は、かつて生活臨床の視点で「能動型」(96)と呼ばれたタイプに相当するものと思われる。

まれ、操られ、自分の（固有の）人生を台無しにされるというものであり、比較的単純な放射状構造にイメージ化できるものである（図３-１）。つまり彼女らの妄想世界の構造は破瓜型患者と共通している。しかし生来的な放射状構図への親和性を考えれば、同じ統合失調症の急性期の妄想でも現実世界との構造上の差異は少ない。つまり妄想型の場合には、発症前の不安定な現実世界（重層化されない放射状イメージの自己-世界）の維持に至るか、妄想世界の構築に至るか（同じ構図の自己-世界であるが世界と自己は対立構造をとる）は、自己構造的にはわずかな差しか存在しない点が特徴といえよう。まさにＩＣＤ-10の記述のごとく、「……陰性症状は存在しても顕著ではなく、感情はほかのタイプの統合失調症ほど鈍麻していないが、軽度の感情の不調和はみられ、易刺激性、易怒性、恐怖感、猜疑といった気分の異常として表現されやすい」（という不安定な）病状を呈するといえる（傍点は筆者による）。

妄想型統合失調症患者の慢性期

妄想型統合失調症患者は、経験的に破瓜型のような慢性期像は呈しにくい。たしかにＣ子にもＹ子にも、エネルギーが極端に枯渇した印象はない。発症後四半世紀を過ぎても、「他の人の感情に巻き込まれて（完全に影響されて）、自分の核が奪われてしまう」怖さと不安に怯え続け、両者とも些細な契機で妄想世界が展開している。

しかしその一方で、ここ数年は妄想内容自体に新たな発展はなく、先述の「履歴現象」を思わせる現象が見られている。さらに言えば、彼女らから徐々に妄想に対する異質性が語られなくなりつつもある。その意味では、慢性化は認められると言えそうである。とくにＣ子の場合、経過はそれほどよくなく、現在では自立支援施設の活動（日課）に馴染んでいる。発症直後に比べると活力はやや低下し、多少児戯的、場違いな発言や感情倒錯もある。彼女の場合、「一般型自己」への執着は、就労訓練などの場面以外では全般的に低下し、現在の生活に半ば安住している印象を免れ得ない。すなわち、「一般型自己」の成立へ向けての「精神的エネルギー」の減少ないしエネルギーポテンシャルの低下が想定される。

それでは妄想型患者の場合、破瓜型患者ほど「慢性化像」が目立たないのは何故なのであろうか。おそらくその背景にも、彼らの生来的なこころの構図の問題があり、慢性期を迎えた彼らの抱く自己 - 世界感も相変わらず、放射状構図にイメージ化されるものであるためと思われる。つまり基本的なこころの構図は、発症前も急性期（妄想世界）も慢性期も変化がないのであろう。ただ「一般型自己」の成立を目指そうとする意志が、エネルギーポテンシャルの低下とともに減少し、こころの構造の変化や成長の可能性はあまりみられなくなり、たとえ精神現象は動的にみえても、過去の現象の「繰り返し」に過ぎないことが多くなる。これが妄想型統合失調症の慢性期の病理の基本と言えそうである。

慢性期妄想型統合失調症の妄想の行方

最後に、妄想型患者のこころの構図と妄想の行方について、とくに破瓜型と比較しながらみていきたい。破瓜型患者の妄想の行方は、二重見当識との関連、すなわち現実世界と妄想世界との並列という慢性期破瓜型患者の格子状のこころの構図と密接に結びついていた。すなわちこころのどこかに妄想世界がそのままの形で保存され、その内容も固定化し、ときには断片化されていく特徴がみられた。

一方こころの構図自体が放射状である妄想型患者の場合は、理論的には格子のどこかのマスの中に妄想が保存されるというイメージは抱きにくい。むしろ先述のように、あまり重層化されていない現実の自己 - 世界と、妄想世界とが変転していくイメージが抱かれる。たしかに妄想型統合失調症患者の慢性期の病理は、前節に記したようなものであろうが、C子やY子の慢性期をみると、実際にはそれほど安定したものでもない。つまり彼女らは自立の課題に直面すると、他者への接近欲求が容易に賦活され、情動のコントロールが不能となり、容易に他者や環境に呑み込まれていく。おそらくこれもまた妄想型患者の持つ慢性期の精神病理の一側面であり、「一般型自己」の成立の課題への直面は、なかば受動的に妄想世界への道を開かせ、ほぼ同じ内容と構造の妄想世界を展開させるといった流れを形成させていくと理解される。これもまた一種の履歴現象であると思われるが、破瓜型とはそのメカニズムが異なるようである。

このようにみると、妄想型患者とは、こころの構図でイメージ化すると、その核自体が揺れ動き、それゆえ破瓜型と比べて動的、感情的、能動的といった印象が持たれるのであろう。

緻密な妄想体系を持つ統合失調患者とそのこころの構造

妄想型統合失調症患者に関して、もうひとつ触れておかなければならないことは、緻密な妄想体系を構築する患者に関してである。このような患者は、実際にはそれほど多くないが、妄想体系の構築自体はＤＳＭ-Ⅳ-ＴＲの妄想型の診断基準にも書かれ、また教科書的にも「妄想型」の代表のように記載されることがある。筆者の印象では、その人物像も、さらにその基底に存在しているこころの構造も、これまで述べてきたような妄想型では説明しきれない面が存在する。そこで一例のみ、妄想体系を確立した症例を挙げておく。

症例Ｌ氏（文献56、59より改変して引用）

生活史

Ｌ氏は地方の会社役員の家庭で誕生した。生来理屈っぽく、積極的な面と受動的な面が混在した性格であった。父親は威圧的な人、母親はＬ氏が十七歳のときに病死している。高卒後Ｌ氏は上京して大学に進学したが、彼によれば「父が常に生活や学業に口をはさみ、いつも見張られている感じがした」という。

大学を卒業した後L氏は就職したが、その会社にいたH嬢が「僕を愛している」という内容の恋愛妄想を持った。そのまま五年が経過し、L氏が二七歳時には「自分がH嬢を無視したために、H嬢の人生を台無しにしたことに気づき」、罪の意識からか突然会社を退職、以後職を転々とした。

現病歴

三一歳時、当事勤務していた職場の女性に対してL氏は、「変装したH嬢である」と確信したと同時に、その苗字から「彼女がH元首相の孫で、H家が僕をその家に見合う男かどうか試している」と直感、家族に上記の妄想のほか「H嬢と結婚する」と執拗に語ったため、家族がL氏の精神的な失調に気づき、精神科を受診させ、統合失調症（妄想型）の診断で入院となった。

治療歴

三カ月後にL氏は退院となったが、その後も妄想は持続、さらに一回の入院を挟んで四一歳時に三回目の入院（この入院は約一〇年に及んだ）となった。このときには彼の妄想世界は、当事の世事の多彩な断片を組み込み、壮大な妄想体系へと発展していた。

L氏の妄想体系

「H首相（H嬢の祖父）が殺害された後、H嬢の父は民主主義が仏性に反して、さまざまな歪みを生んだことに気づき、彼（H嬢の父）は神に祈った。そして将来H嬢を生け贄にして民主主義から日本の民衆を救おうとし、その際の伴侶として僕を選んだ。僕は卒業後に勤めた会社で運命通りH嬢に出会った。しかしT元首相と財界の大物S氏が、この企みから民主主義を守ろうとし、僕をT社に移した。そのときH嬢の父は、娘の身を案じて『無所有の精神』を主張するJ宗教団体（実存する関西の宗教団体であり、L氏によれば「一切の財産を持たず、托鉢によってお布施をもらいながら生活する」ことを趣意とする）へ相談し、僕をH嬢とひき離して、僕ひとりを民主主義の犠牲の象徴としようとした。その際有力政治家、財界人、それに何故か僕の父に相談し、僕をT社からG社に移した。僕達の結婚は妨害され、一回目の入院となった。僕は退院後、心和む故郷へ帰りたかったが父はそれを許さず、I社に就職させられた。何も知らなかった僕は、救いを求めてJ団体へ行った。J団体で僕は、彼女と結婚できない天命を悟らされ、J団体の勧めで二回目の入院となった。退院後は父の斡旋でK社に勤務したが、まもなく父が死んだ。その翌日、W氏の拉致監禁事件が起きた（一九八六年に実際にマニラで発生した日本商社のマニラ支店長誘拐事件）。実はW氏は民主主義崩壊への企みの裏事情を知っていた。その彼が解放されたので皆が焦った。米ソともW氏の情報が欲しくて動いた。この時期僕は、世界が自分をめぐって動き出したことを知った。そこで僕はJ団体へ相談に行くことにした。すでにCIAが動いていたので、関西まで複雑な行き方をした。僕は故郷の叔父の元を経由してJ団体へ駆け込んだ。そこで自分の身を守るために入院になった（三回目の入院）」。

以上が、L氏の妄想体系の内容のごく簡単なまとめである。なおL氏がこの妄想体系を語ったのは三回目の入院から八年目、四八歳の誕生日の直後であった。その間のL氏は、病院内では新聞を丹念に読み、人格の崩れもあまり感じさせず、近寄り難さ（硬さ、理屈っぽさ）を醸し出していた。彼が一連の妄想を語り終えたとき、L氏は「今先生にこれを語ったのは、僕に関係してきたこれらの人が故人となり、今の政治家はもう僕の事情を知らない。自分の身を守るという入院の意味も変わってきた。それでは困るからだ」と述べた。

一年後にL氏は退院し、病院近くのアパートで一人暮らしを始めた。L氏は毎日外来を訪ねては他患と談話し、筆者には「J団体方式で奉仕したい」と述べていた。実際に彼は坊主頭に散髪し、家族から渡された生活費をすべて寄付し、筆者には「これが僕の生き方です」と語った。その後数名の外来患者が、売れ残りの弁当などをL氏に届け、逆にL氏は彼らの相談に乗るという、J団体方式に近い生き方が行われた。生活の一切は筆者に報告され、「先生も安心して見守っていてください」と述べていた。同年秋、主治医が不慮の事態で二カ月の休養をとり始めた直後、L

氏には焦燥感が強まり、ビルより飛び下りて帰らぬ人となった（四九歳）。

L氏の妄想はきわめて緻密で、L氏の人生をひとつの体系にまとめ上げている。彼の構築した妄想世界は、自分を中心とした人間模様であり、その構造をイメージ化すれば一点を中心とした放射状のイメージで捉えられる。一方で妄想の中には、雑多な事実（彼の身辺の出来事、世界で生じた事件や政治・経済問題）が取り込まれている。この雑多の事実に対する分析の姿勢は、人間が持つこころの構図を考えると、むしろ格子状構図に親和性を持つ。たしかに彼の持つ生来の理屈っぽさ、些事へのこだわり、病棟内でみせる硬さや近寄り難さ、主治医への理路整然とした対応の要求などは、少なからずシステマイジング、格子状構図（無機質的印象、科学的冷静さ）に親和性を持つ人物像と重なる。したがって彼の妄想世界の構図が、そもそも放射状の構図をもとに発展したものなのか、それとも格子状構図をもとに発展したものなのかは即断できない（もちろんいずれにしろ、全体の構成は彼の一方的な解釈の産物であり、よって妄想と呼べることは言うまでもない）。

しかし彼が二二歳時にH嬢に出会ってから、彼は（それがたとえ妄想であったとしても）H嬢を愛し続け、彼の自己‐世界はそのテーマを中心に展開し続けたことは確かである。すなわち彼は、基本的にエンパサイジングの動因を多く持った人であるといってもよいように思われる。L氏の一例から一般論を述べることは危険であるが、緻密な妄想を構築する妄想型統合失調症患者は、放射状構図に依拠しながらも、かなり格子状への親和性をも持った人たちである可能性があろう。築かれた妄想世界の構造も、放射構図を発展させた、放射＋同心円状になっている可能性がある。ただしそれは対人関係の中で相互交流的に発展した構造ではなく、あくまでも彼の世界の中で恣意的に築かれた自己‐世界構造である。よってそれに柔軟性はなく、また外界との相互交流が可能なものでもないのであろう。L氏が見せた近寄り難さは、そのような妄想世界の維持のための対処のようにも思われ、また退院後の外界との接触とその後の自殺は、妄想世界の崩壊を象徴しているかのうように思われる。

第七章　緊張型統合失調症患者の自己‐世界感とその精神病理再考

最後に、緊張型統合失調症に関して多少触れておく。ただし緊張型は、破瓜型や妄想型と異なり、「一般型自己」を唯一絶対の基準とした先進諸国では稀となっており[113]、この病態を前二者と同列で論じることは適切と言えない。さらに当型の主要症状である緊張病症状は、気分障害、器質性精神障害、発達障害などでもみられ、決して統合失調症に特異的ではない[34]。そのためここでは症例提示にとどめ、そこから理解できることのみを述べてみたい。

緊張型統合失調患者の一症例

緊張型統合失調症の特徴は、ＩＣＤ‐10に依拠すれば、精神運動興奮を主体とし、これに多動と昏迷といった病状が混在するタイプの統合失調症である。提示する症例は、筆者が四半世紀ほど前にいわゆる慢性期病棟で治療に携わった患者である。

症例Ｆ

Ｆ氏は、山岳部の僻村で四人同胞の第一子として誕生、両親は地元で伝統品を制作する小規模な工場を営んでいた。性格は無口で頑固、人前で自己主張するようなことはなかったが、家庭では幼い同胞の面倒をよくみていた。地元の高校を卒業したＦ氏は、家業を継ぐべく工場に勤務し、当初は真面目に働いていた。この当時の彼を振り返って妹

（七歳年下）は、「無口だが、働いた給料で服を買ってくれたりした優しい兄だった」と語っている。

Ｆ氏が十九歳のころ、仕事に身が入らなくなり、茫呼としていたかと思うと突然イライラしたりするなど、周囲からも精神的な変調に気づかれた。まもなくＦ氏は「精神の鍛錬が必要だ」と格闘技塾を訪れ、その帰り道に突然通行人に暴力を振ったため、かけつけた警察官に保護され、のちに筆者が勤務することになった精神科病院を受診した。初診時のカルテには、「医師の問診に応答がなく、ときどき理由なく顔をしかめたり、空笑したりする」と記載されていた。

結局、統合失調症の診断でＦ氏は入院となったが、その後も亜昏迷状態と激しい精神運動興奮状態（看護師や医師に殴りかかるなど）が繰り返されたため、約二カ月間隔離室が使用された。その後は静穏化されて一般室に移動したが言葉数は少なく、自床で横臥している姿が目立った。入院半年目、少ないながらも他患との交流が見られ始め、院内の作業療法にも参加し始めた。ただし一カ月に一回ほど、突如他患や看護師に殴りかかる行動がみられた。この件に関して患者からは、「殴れという声が聞こえたのでそうした」と語られたが、声の主に関しては「よくわからない」、「北のほうから聞こえてきた」、「〇〇山の主だと思う」など要領を得なかった。一方作業療法には熱心であり、また院内では高齢の患者の食事の世話をするなど、「気立てのよい面」（看護記録より）も認められた。

約三年間の入院ののち、Ｆ氏は退院（二三歳）して家業を手伝いを始めたが、病前のような集中力や意欲はなく、またいっそう無口になった。先輩職人への礼節はそれなりに保たれ、ときには誘われて飲みに行くこともあったようである。しかし復職一年目辺りから、唐突に他家に侵入して大声を出したりしたため、結局二四歳時に二回目の入院となった。このときの入院は約一年半であった。

その後もＦ氏は二回の入院を挟んで、三〇歳時から長期入院を続け、筆者がＦ氏の担当となったときは五二歳になっていた。すでに両親は他界し、工場も閉鎖していた。Ｆ氏は、慢性期患者の多く集まる病棟の六人部屋の隅の病床におり、日中は院内作業に淡々と出席する日々が続いていた。やはり仕事は真面目で、作業療法士からも一定の信頼を得ており、また病棟では「模範患者」と言える存在であった。感情の表出はほとんどなく、面接時には質問に機械的に答えるのみであり、「幾何学的な」印象が持たれた。一方で他の患者との交流は少ないが保たれ、身体障害を抱えている患者の行動の介助を淡々と行い、他患からの信頼も厚く、病棟内では「一目置かれる」患者でもあった。

当時新米医師であった筆者は、彼の仕事ぶりと人柄、さらには一見安定した病状から、社会復帰を考えたが、彼はそれを頑なに拒んだ。ベテラン看護師からは、「先生無理しちゃ駄目だよ。Ｆさんは一度爆発したら怖いからね」とアドバイスを受けた。二年の勤務の後、筆者がその病院を去る前の晩、Ｆ氏は珍しくデイルームに座っていた。そして筆者が横に並んで座ると、次のように語った。「親父の工場を潰してしまって情けないなあ。でも俺には親父や職人の考えが読めなくて、あの時は脳が麻痺してたんだね。駄目だねえ俺は。今も社会に出たらきっと麻痺するよ。そんなとき、たいてい誰かの声が聞こえてくるんだよね。本当は声の言うとおりにした方が楽かな。でも俺がなくなるのが怖い。……声が（本当に）神様ならば預けてもよいのだけれど自信がない。病院に居た方が安全。そう、決まりどおりに動いていればそれでよいから。でも弟や妹には申し訳ない。長男として守ってやることができなくて」。

緊張型統合失調症患者のこころの構造

Ｆ氏の病前の特徴（家族から得られた陳述）をみると、生活史の中で「一般型自己」の確立を意識的に求めたような言動は認められない。もちろんそのことをもって、彼が「一般型自己」の確立を求めなかったとは言えないが、筆者の臨床経験では、（挿話性緊張病でなく）緊張型統合失調症と思われる症例では、「一般型自己」のみならず（なんらかの形の）自己の確立に関しても、Ｆ氏程度の陳述に留まる。つまり彼らは自己の確立もあまり意識することなく成人の対人社会に入り、そこで恐らく成人としての自己のなさに直面し、「行き詰まり」を見せるように思われる。

一方、彼が生来的に持っている動因や「こころの構図」に注目すると、発症前から「長兄として」弟や妹を思う感情をもち、発症後は病棟内で高齢者や身体障害者へ思いやりをみせるなど、エンパサイジングの動因および放射でイメージ化され得る淡い自己‐世界感を持っていたことは十分に推察される。一方で慢性期にみられた規格化された病棟生活（淡々と同じ日課を長年こなし続けている）からは、システマイジングおよび格子でイメージ化される淡い自己‐世界感を持つことも十分に推察される。一例から推察することは危険であるが、先述の花房らの研究結果、つまり緊張型統合失調症の患者は一貫して格子‐放射両構図を持ち、活動レベルのみが高活動域から寛解とともに標準域へ移動するという記述が気になる。すなわち緊張型の患者の場合、破瓜型や妄想型のように、生来の「こころの構図」に偏りがないのかもしれない。ただ彼らは、いずれの形であれ自己の構造化への道をうまく進むことができず、思春期以降、自己の統合を迫られる環境に身を置くと（何らかの自己構造を作らなければならなくなると）、極度の混乱に陥る人たちと言えるのかもしれない。

第八章　「こころの構造」の視点からみた統合失調症患者の精神行動特性再考

「こころの構造」の視点からみた統合失調症

ここまで、破瓜型と妄想型、そして参考までに緊張型統合失調症患者が、生来的にいかなる「こころの構図（原図）」への親和性を持っているかをみてきた。それをまとめると、図3-2のようになると思われ、のちに統合失調症を発症するとしたらいかなる類型になり得るかは、生来的に持っている「こころの構図」への親和性によるところが大きいこと、しかもそれは格子‐放射スペクトラムでいうと、格子状から放射状に向かって破瓜型‐（緊張型）‐妄想型の順で並ぶことが推察された。逆に言えば統合失調症とは、このスペクトラム上の一定域に位置するひとたちに生じうる病態であり、さらに各亜型もその限られた一定域で生じ得ると言えよう。

そしてここに示したこころの構図は、とくに慢性期の統合失調症にとっては、その病理の形成のみならず、彼らの生活形態に大きな影響を与え得ることも示唆された。

慢性期統合失調症の人物像――その精神行動特性とこころの構造

現在、統合失調症患者の多くは、「（一般型）自己の成立不全」を持ちながらも、社会の中で生活している。精神科リハビリテーションの対象も、主にこのような患者、とくに慢性期患者である。上述のように慢性期患者の自己‐世界が、主として生来的に持っているこころの構図を基盤に展開しているのであるとすれば、それを否定して、やみくもに「一般型自己」の価値観に彼らを合わせようとすることは、彼らにとっては苦痛であるばかりか、彼らの生来の（自然な）生き方を否定することにもなる。

ここで注目されるのが、社会の中で生活している慢性期統合失調症患者の精神行動特性である。これは、従来の精神医学（精神病理学）が依拠してきた症状や状態像を基にしながらも、それらが社会の中でいかなる特性として顕在化してくるかという視点で抽出された、いくつかの特徴である。各精神行動特性の基底に、いったいど

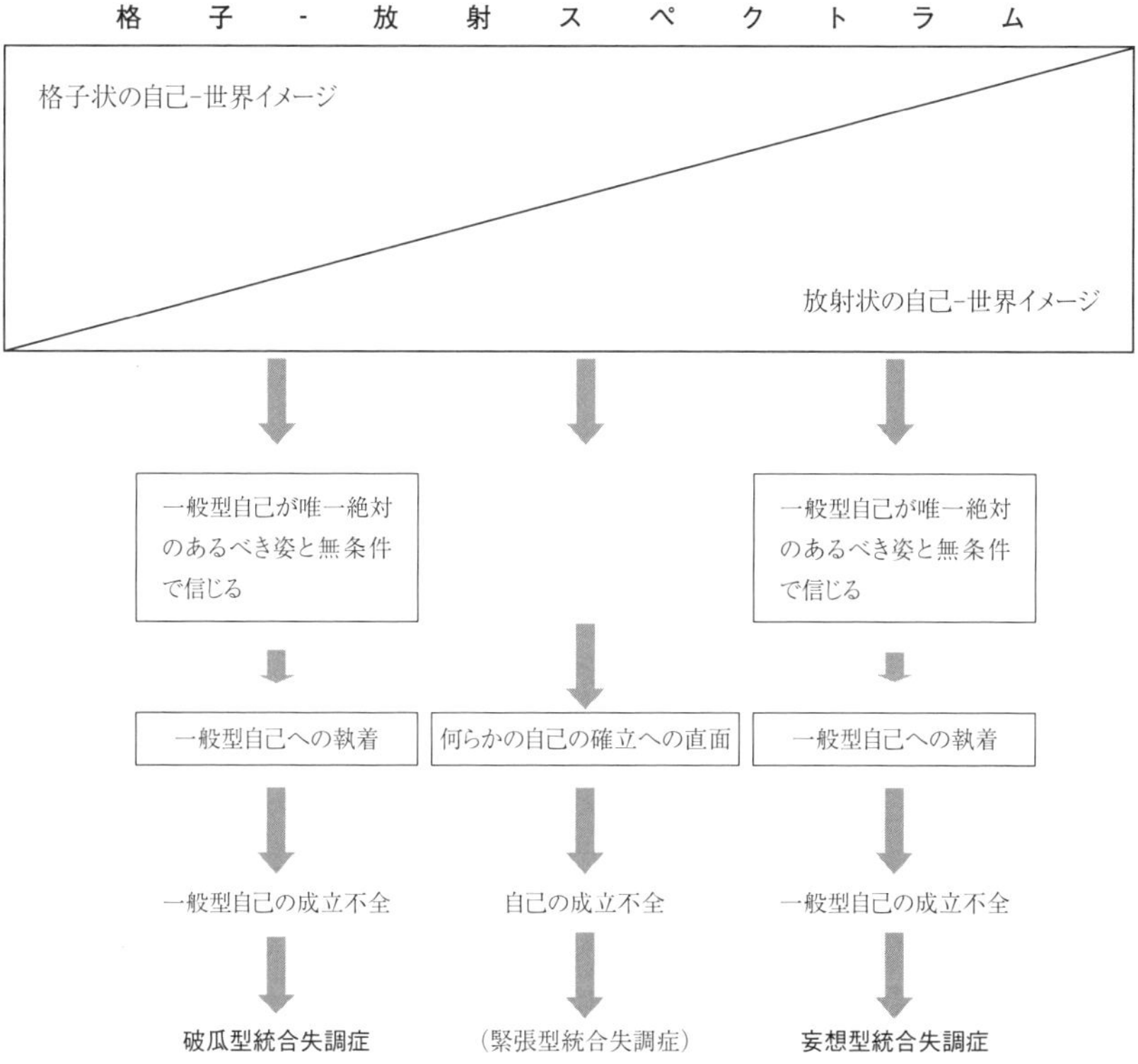

図 3-2　自己‐世界感の構築に寄与する格子状‐放射状原図の比率と統合失調症との関連

のような病理が隠れているのかを把握することによって、精神科リハビリテーションにおける、今まで以上の適切な対応がなされることが期待されよう。

以下では、社会の中で生活している主に慢性期患者にみられる精神行動特性[57、62、204][注19]のいくつかに注目し、それらを彼らの（「一般型自己」成立のための）エネルギーポテンシャルの問題、およびこころの構造との関連から見直していきたい。ちなみに表３-２には、以前に筆者が注目した統合失調症患者の精神行動特性の一覧を示しておいた[62]。

エネルギーポテンシャルの低下と精神行動特性

社会の中で生活する慢性期統合失調症患者にみられる精神行動特性のほとんどには、一般型自己の成立のためのエネルギーポテンシャルの低下が関与している。

たとえば表３-２の(1)の「基底症状」は、ドイツの精神医学者、フーバー（Huber, G.）[75、76]が提唱した概念であるが、これに関して言えば、それこそ「一般型自己」の成立（ないしは高度な自己の統合）に必要なエネルギーのわずかな欠損から生じる現象と解釈できる。具体的には、集中力の低下・疲れやすさ・忍耐力の低下・情緒的に共感する能力の欠如などが含まれ、患者自身にも気付かれていることが多い。

(2)の「『経験』化不全」も「自己の成立不全」をよく反映した精神行動特性といえる。この特性は、個々の体験が全体として自分自身の経験[133、134]になりにくい傾向（個々の体験の我有化と時熟[109]がみられにくい傾向）を指す。多少説明を加えれば、個々の体験の我有化と時熟は、各体験が自己の中で位置づけられ、自己の一部として定位することによって可能となるものである。そしてそれには確固とした（一般型）自己の存在が前提となるものと思われる。「自己の成立不全」をきたしている統合失調症患者の場合、この過程がみられず、いかなる体験を積んでも常に同じ時点でとどまることになりかねないのである[20]。たとえば社会生活場面では学んだことの応用が利きにくく、教える者にはスト

表 3-2　社会の中で生活している慢性期統合失調症患者の精神行動特性と精神構図との関連

精神行動特性とその特徴
1）基底症状（フーバー[75]）：普通のことが当たり前にできず、疲れやすく根気が出ないなど
2）「経験」化不全：体験したことが、自分自身の経験になりにくいという特徴
3）時間の連続性のなさ：言動に首尾一貫性や計画性がないなど
4）連合弛緩（ブロイラー[24]）：何を言っているのかよく理解できないなど
5）両価性（ブロイラー[24]）：一方的な攻撃性と過度の依存の並存など
6）嘘のつけなさ（土居[30]）：嘘をつけない、「オモテ」と「ウラ」がないなど
7）融通性のなさ：何事にも気が利かないなど
8）同時遂行不全：二つのことを同時にできないという特徴
9）悉無傾向（吉松[204]）：仕事などを徹底的に行うか、全く行わないかの両極端な姿勢
10）休めなさ（湯浅[210]）：休み時間に不安になる（自己の成立の危機に直面する）など
11）横並び回避と格づけ志向：「他人との諍い」を嫌がり「独りでの闘い」を好む姿勢
12）自己譲渡（小山内[161]）：自己の全存在を他者へあけわたす姿勢
13）迷いやすさ：どちらにすればよいのか決められず、そのために自己の危機を招く特徴
14）瀬戸際の拒絶：自己を維持するための瀬戸際の防衛手段。周囲には了解不能の頑なさと映る。
15）幻想的自我同一性（吉松[207]）：現実よりも、淡い幻想世界で生き続ける姿勢
16）超正常者像（中井[149, 151]）：健常者を超正常者と錯覚し、過度な自己鍛錬を行うなど
17）巧みな少数者（中井[151]）：マイナーな生き方や、無名性を好む生き方

レスが蓄積することになる。

(3)の「時間の連続性のなさ」や(4)の連合弛緩（ブロイラーが提唱した統合失調症の基本症状のひとつであり、心的機能の分裂の基礎をなす概念）、(5)の両価性（同じく統合失調症の基本症状のひとつであり、たとえば同時に生じる幾種類かの感情を統合できず、それがそのまま表出されてしまう特徴を指す概念）も時間体験や思考、感情を自分固有のものとして統合的に捉えることが困難な特性を指し、やはり「一般型自己」の成立のためのエネルギーポテンシャルの低下を反映している現象といえる。とくにエネルギーポテンシャルの極端に低下した患者では、過去―現在―未来という時間の連続性が保てなくなり、「今のみを生きている」[131]印象が持たれ、また筋道の通った会話や行動も難しくなる。

（注19）精神行動特性は、おもに精神科リハビリテーションの場面でみられる特性であるため、これを症状としてみれば、陰性症状と重なるところが少なくないことを付言しておく。

表３-２に掲げた(6)から(17)の精神行動特性もつぶさにみてみると、そのほとんどが、一般型自己の成立のためのエネルギーポテンシャルの低下と関連した特性といえる。このことは精神科リハビリテーションの視点に立ったとき、一般型自己を念頭に置いた精神行動特性の「改善」が、あまり現実的ではないことを示唆する。それはエネルギーポテンシャルの低下した慢性期の彼らに、「一般型自己」の確立を無理やり求めることにもなりかねないからである。まずは周囲の者が、彼らの精神行動特性をよく理解し、相互にストレスのたまらない生活環境を作り出す工夫が重要といえよう。

格子状の自己構造と精神行動特性

先述のように破瓜型の慢性期統合失調症患者は、格子状の自己構造に依拠して生活するようになると思われる。このことは彼らの精神行動特性に、格子状構図の持つ特性も表れている可能性を示唆する。つまり社会の中で生活を行う慢性期統合失調症患者では、自ずと格子状の自己構造の特徴が露呈したり、場合によっては自ら格子状構図の特性を利用したりする場合もあると思われるのである。

たとえば(2)の「『経験』化不全」は、たしかに一般型自己の成立不全による特徴であるが、同時にそれは格子状構図を基にした自己構造の特徴とも言える。その視点でこの精神行動特性を綴ってみると、以下のようになる。すなわち、個々の体験が自分のものとなるためには中枢性統合（24頁参照）が必要であり、基本的にひとつの格子のマスの中に引き寄せられながら生きる格子状のこころの構造の持ち主には、個々の体験が自分固有のものとして「経験」されにくい、ということになる。実際にＰＤＤ型自己の持ち主でも「経験」化不全はみられやすい。[67] もちろん慢性期の破瓜型患者の場合、そのこころの構造の成因はＰＤＤ型自己とは異なるが、彼らも格子状構図をもとに生きていることに相違はなかろう。とりわけ彼らの中でも積極的に社会適応を試みる者では、この特徴を「自己の成立不全」によるものと解釈するよりも、格子状自己構造の機能のあり方とみた方が、より実践的である。たとえば個々の場面に対応するマニュアルの確立が、「経験」を代償する手段となり得るからである。同様のことは、(3)の「時間の連続性のなさ」に関してもいえ、やはりマニュアルやある程度パターン化された計画表の確立は有用と思われる。

(7)の「融通性のなさ」、(8)の「同時遂行不全」、(9)の「悉無傾向」もまた、高機能PDD者でもみられる精神行動特性であり[67]、その意味では格子でイメージ化される自己‐世界感との関連が強い。上述のように破瓜型統合失調症患者の中でも社会適応を試みる者では、しばしばマニュアルどおりに生きている者もあり、それが融通性のなさとして周囲に写ることはしばしばである。さらに、マニュアルが機能している限りは目立たないが、ふとした契機で(8)や(9)の傾向、さらには(14)の「瀬戸際の拒絶」が顕在化してしまい、周囲の者を驚かせることもある。周囲の者は、彼らに融通性や同時遂行などを求め過ぎないことと、格子でイメージ化される自己を持つ者特有のパターン化した生き方を許容し、それが十分に機能できる環境を整えることが有用といえよう。

最後に(17)の「巧みな少数者」という精神行動特性に触れておく。これは中井[151]によって注目された、寛解後の統合失調症患者にみられるマイナーな生き方、および無名性を好む生き方を指す。とくに破瓜型統合失調症患者では、双方向性の対人関係の成立は困難である。無名性が保持された世界であれば、自己の成立不全を来たしている彼らの場合も、かろうじて自己を維持できる時空間が得られるのであろう。ところでこの精神行動特性をこころの構造の視点でみてみると、中井の描いたこの生き方自体は、高機能PDD者に通ずるところが多い（ただしあえて無名性を好む点は高機能PDD者には目立たない）。したがってこれもまた格子でイメージ化される自己‐世界感に親和性があるといえる。筆者の経験では、この特性はかなり寛解の進んだ破瓜型患者に目立つ。つまり「一般型自己の成立」という呪縛から解放され、格子状の自己‐世界構造の（より積極的な）利用に目覚めた者にみられ得る特性といえよう。対応としては、巧みな少数者としての生き方を、密かに応援する姿勢を周囲の者が持つことが肝要であろう。

第八章のまとめ

本章から言えそうなことは、統合失調症の病態も社会の中でみられる精神行動特性も、「一般型自己」の成立不全と、生来患者が持っているこころの構図の特徴との両者の競演であることであろう。もちろん精神行動特性とは、(「一般型自己」を標準とする）社会の中で認められる現象である以上、その本質は「一般型自己」の成立不全（そのためのエネルギーポテンシャルの低下）に求められることが多い。しかし実際彼らが、リハビリテーションの過程で社会を生き始めると、こころの構造、破瓜型の場合は格子状の自己構造の特性が目立ち始め、それが随所で精神行動特性に反映されてくることも確かであった。

最後に、妄想型に関してひとこと述べておく。妄想型の慢性期では、患者は放射状構図に依拠した自己 - 世界を持っている。彼らの慢性期もまた、「一般型自己」成立のためのエネルギーポテンシャルの低下により、上述の精神行動特性は認められる。しかし彼らの場合、破瓜型ほど典型的な慢性期像を呈さないことは既に述べた。したがってこれらの精神行動特性に、放射状構図の特性を見出すことは、なかなか困難であるように思える。むしろ放射状構図ゆえに生じる他者への接近欲求を抑えることが、精神科リハビリテーションでは実践的であるように思える。

第四部　「非定型精神病」とは——患者の自己‐世界感をめぐって

第一章　「非定型精神病」とは

「非定型精神病」とは

第三部では統合失調症を主にこころの構造の視点から再考したが、ここでは統合失調症圏でも特異な病態（ないし病像や経過）を持つ「非定型精神病」に注目する。

「非定型精神病」は、現在の操作的診断基準では、その存在が消失している疾患群であるが、歴史的には統合失調症とも気分障害とも言えない（その意味で非定型な病像や経過を持つ）内因性精神病として注目されてきた概念である。特にわが国では、当疾患群をめぐる優れた研究が重ねられ、臨床現場においてその診断的意義は失われていないと思われる。

「非定型精神病」の特徴を記載すれば、①発病がおおむね急性で、予後は一般に良好であるが、再発の傾向がある、②基本的な症状は、情動・精神運動性障害および意識の変容であり、臨床像としては急性幻覚、錯乱・せん妄状態、夢幻様状態など多彩である、③情動・精神運動障害は双極性に変化する傾向がある、④病前性格は一般に現実志向的で対人関係もよい例が多い、となり[41]、現代の診断基準で言えば統合失調感情障害ないし急性一過性精神病性障害（ICD-10）に分類される精神障害である。この定義をみると、当疾患は統合失調症と気分障害のほかに、意識の変容という特徴からてんかんとの親和性も認められることが示唆される[41]。

さてこのような「非定型精神病」に対しては、病因論的、病態論的にいくつかの見解が提示されてきた。すなわち、統合失調症と気分障害の中間帯とみる立場（統合失調症 - 気分障害のスペクトラムを前提とした考え方）、上記二疾患の混合とみる立場（統合失調症と気分障害とを独立した疾患と前提する考え方）、そして両者とも異なる第三の内因性精神病とみる立場である。本邦では非定型精神病研究の端緒となった満田[128、129、130]、鳩谷[46]以来、独立した疾患としてとらえる立場が優勢であるが、これは上述のような意識の変容を重視しているためとも思われる。

症例G氏　筆者担当時　四七歳　男性　（文献53より改変して引用）

生活史

G氏は、東京下町にて同胞六人の末子として誕生した。遺伝負因として姉と兄が緊張病の診断で通院加療中である。幼少時のG氏の性格は、どちらかというと甘えん坊でおとなしかったが、高校時代から「何事にも熱心で積極的」な面が目立ち始め、大学時代には野球部に入って熱心に練習をしたという。この時代のG氏は素直で正直、曲がったことが嫌いな性格であり、チームメートからは「かなり硬いが好人物」と評されていた。大学卒業後に入社した大手企業でも実直に働き、上司からの評価も高かった。G氏は融通の利かないところもあったが、他者に対する配慮は認められた。二九歳時には見合い結婚をして男児が一人誕生した。

現病歴・治療歴

三一歳時、G氏は「自分の理想どおりに仕事が運ばなくなり」、不眠や自律神経症状が出現、急速に精神運動興奮状態を呈した。一過性に被害的な幻聴も認められ、心配した家族に連れられて精神科病院を受診し、約三カ月間の入院治療によって上記状態は速やかに改善されたが、その後二カ月にわたり「疲弊状態」を認め、会話や動きが激減した。その後もＧ氏は、三五、三六、三七歳時に同様の状態で入院治療を受け、結局会社を退職した。四一歳まで数カ所で勤務したが、いずれの職場でも「他人と社会のために熱心に働く」という姿勢が目立ったという。

四一歳時、仕事およびそれにまつわる対人関係がうまくいかなくなり不眠が出現、突然遠方への旅に出た。のちにＧ氏が語ったところによると、天の声で「正しい教えを授けるので四国地方のＭ岬へ行くよう」指示されたとのことであった。帰宅後のＧ氏は、言動がまとまらず五回目の入院、やはり入院中にＧ氏の活動性は低下し、亜昏迷状態と推察される病態を約一カ月間呈した。退院後にＧ氏は妻と離婚、飲食店で勤務を開始した。やはりＧ氏の勤務姿勢は、「店のために働く」、「客へのサービスに献身する」ことに尽き、後輩が入社するたびに「従業員たるものかくあるべし」という姿勢を熱心に教えていた。四五歳時には、「後輩が思うように動かず」、Ｇ氏は「身を持って働き方を示そう」として、仕事量を増やした。まもなくＧ氏には不眠、多弁、多動、徘徊、放歌が目立ち、早朝から近所の子供たちを集めてラジオ体操の指導を始めたため苦情が殺到し、六回目の入院となった。

夢幻様状態：入院時のＧ氏は、多弁、多動で言動にまとまりを欠いていた。顔面はやや紅潮し、いわゆる「眼が据わった」状態であった。またＧ氏は、童謡（「マサカリかついだ金太郎……」）を独特なリズムをとりながら歌い、さらに一定の動作を繰り返したり、所持品を整然と並べたりし、これらに対しては「こうして規則に従ってその通りに動けば大丈夫だから」と自ら確認するかのように語っていた。一方でＧ氏は突然、恍惚感とともに「女優のＫが来た、僕の周りの世界が変わった。生き生きと輝いてきた。一緒に店をやることになった、愛に抱かれて幸せだ」、さらには「すごい、涙が出てくる。神の国にいる」と高揚して述べたかと思うと、その直後には、「代議士のＴ氏に、正しい経営をして地域に貢献し、若者をまっすぐ育ててくれと言われ、その企画書を書いた」と格子状の模様の描かれた紙片を持ってきたりもした。

このような状態は夢幻様状態と思われたが、それほど長くは続かず、むしろ軽い意識の変容とともに多弁・多動が目立つ状態が約二週間持続した。その後のＧ氏の活動量は極端に減少し、約二カ月間はほとんど会話もできない状態であった。Ｇ氏は約四カ月の入院治療ののちに退院した。

その後Ｇ氏は、勤務していた飲食店に戻り、やはり献身的な仕事ぶりを発揮した。Ｇ氏の一日はほぼ決まっており、他の従業員よりも一時間早く出勤し、店の準備をして「目一杯働き」、深夜一時過ぎに帰宅、起床は一〇時、十一時には近所のコミュニティセンターへ行き、高齢者のボランティア活動を行い、十四時に自宅へ戻って一服し（昼寝）、十六時に店へ向かうといった日課であった。

その後Ｇ氏は、五八歳まで四回の入院を経験している。入院時の病像はほぼ同じで、活動性の亢進、夢幻様状態を中心にした種々の幻覚・妄想、その後寡黙の時期を経るといったものであった。病間期のＧ氏は、堅実ではあるがどこか覇気がなく、主治医からは「どこか淋しげな」印象が持たれた。なお、本人は六一歳時に以下のように語っていた。

「今も何かのために尽くしたい気持ちに変わりがない。でもいつもそう思った途端に『病院行き』なんですよね（笑い）。『病院行き』は嫌だし、おかしくなることは怖いけれど、どうしても止まらない。神の世界に自分がぴったりはまったり、全部自分を中心に周りが回っているように感じたりして気分が高揚する。と、『べき論』で子どもや若者への説教が始まる。理想の世界が展開する。退院すると手堅い生活をする。規格どおりの生活をしているのもまた自分に合っている。それ（規格）に身を預けている感じですかね。それはそれで気持ちがよい。でもどこかで、あの（病気の）世界は憧れているのだと思う」。

何故「非定型精神病」に注目するのか

Ｇ氏は、急激に訪れる過活動（多弁・多動）、幻覚・妄想状態、夢幻様状態（意識の変容）を認め、それが彼の独特な病像を形成していたが、同時にそれと対照的な寡黙・寡動の状態もまた特徴的であった。病相期と病間期をみると、その境界が明確で、しかも病間期から病相期への移行はごく短時間であった。さらにＧ氏をひとりの人間としてみると、病間期の企画化された静的な生き方と、病相期の熱情的で動的な生き方との対象も印象的であった。

さて、本書においてこのような「非定型精神病」について触れる意義はいくつかある。ひとつは、「非定型精神病」患者は、概して生物学的な素因を抱えている可能性が高いことが挙げられる。たしかに彼らには意識変容がみられ（当疾患のもっとも特徴的な症状が夢幻様状態であるという指摘もある(40)）、脳機能のある種の脆弱性を持つ可能性が高い。また遺伝負因が高く、生物学的にもかなり純型に近いと思われる。すなわちそれは、統合失調症のように文化や価値観の影響を強く受けた疾患というよりも、よりプリミティブな精神疾患と考えられ得る点(54、139)である。その意味では、同じく生物学的な素因が大きな位置を占めると思われるＰＤＤの病態を考える際にも有用な疾患となろう。

第二に、それでも「非定型精神病」は、幻覚・妄想（さらには精神運動興奮や緊張病症状）といった統合失調症類似の症状を呈し、しばしば統合失調症という診断のもとに治療が行われている事実が挙げられる。同じような症状を呈しながら、なぜ「非定型精神病」では生物学的素因が大きな位置を占め、統合失調症では文化的な要因が大きな位置を占めるのであろうか、その違いはどこにあるのかが問われる。

ここでは、第三部の統合失調症と同様に、「非定型精神病」患者と彼らが生来人間として持ちやすいこころの構図（原図）と、彼らが求めるこころの構造をめぐって、考えてみたい。

なお先に引用した花房らの絵画研究では、「非定型精神病」についても触れられており、当精神病患者においては放射、格子、高活動、低活動いずれの領域の描画も認められ、また病態によっていずれかの構図が優位となり、かつそれが揺れ動く点が特徴であるという。

「非定型精神病」のタイプをめぐって

ただし上記の考察を行う前に、確かめておかなければならないことがある。それは「非定型精神病」が、統合失調症同様にいくつかのタイプの精神障害を包含した疾患群と思われる点である。その分類は、これまでも諸家によってなされてきたが、その代表はレオンハルト（Leonhard, K.）[116、117]によるものと思われる。

彼はまず気分障害から統合失調症へと至る階層を想定し、①病相性精神病（今日の気分障害）、②類循環精神病、③非系統性統合失調症、④系統性統合失調症（今日の統合失調症）を設定した。「非定型精神病」は①と④に挟まれた二階層に相当するが、このうち②は、病相の反復をきたし、自然寛解する点が特徴であり、明確に統合失調症とは異なる疾患群に位置付けられる。一方③は、症状は類循環病に似ていても周期性経過の後に残遺状態（欠陥状態）に至る点で統合失調症との区別がつきにくい疾患群である。

ところでレオンハルトの分類の特徴は、②類循環精神病と③非系統性統合失調症をさらに三つづつの類型に分類しているところにもある（表4参照）。ここまでくると多少分かりにくいが、彼は②の階層を、興奮‐制止性錯乱精神病（Verwirrtheitpsychose）、多動‐無動性運動精神病（Motilitätspsychose）、不安・恍惚精神病（Angst-Glücks-Psychose）に、③の階層を、②に対応させてカタファジー（Kataphasie）、周期性緊張病（Periodische Katatonie）、感情負荷パラフレニ

表4　非定型精神病の分類（レオンハルトの分類を参考に）

① 病相性精神病	今日の気分障害			気分障害
② 類循環病 Zykloide Psychosen	興奮－制止性錯乱精神病 Verwirrtheitpsychose	多動－無動性運動精神病 Motilitätspsychose	不安・恍惚精神病 Angst-Glücks-Psychose	↑
③ 非系統性統合失調症 unsystematisch Schizophrenie	カタファジー Kataphasie	周期性緊張病 Periodische Katatonie	感情負荷パラフレニー affektvolle Paraphrenie	↓
④ 系統性統合失調症	破瓜型	緊張型	妄想型	統合失調症

格子状　←→　放射状

システマイジング　エンパサイジング

ー（affektvolle Paraphrenie）に分類し、また②、③の各々をその順に対応させたのである。

これは何を意味しているのであろうか。そこで興奮・制止性錯乱精神病とカタファジーの系列に注目すると、前者は散乱と昏迷との両極をもつ比較的予後のよい一群、後者は言語表出の障害（論理性を欠いた支離滅裂、多弁、常同的な反復語唱）が目立つ一群であり、いずれも統合失調症の三つの下位分類でいえば緊張型に近いものと考えられる。しかしカタファジー（ないしこれに近似のシゾファジー：統合失調言語症）に関しては、病者が社会的集団から離れた自閉の中で創り上げる言語活動とも解釈され[123]、その意味では破瓜型的要素も含まれる一群と言えるかもしれない。次に多動・無動性運動精神病と周期性緊張病の系列は、精神運動性に注目した概念と思われ、多動と無動の極を往復する病状を呈する。この系列もまた統合失調症の下位分類でいえば緊張型に近いものと考えられ、とりわけ周期性緊張病が含まれているところから、先の系列よりも、より緊張型に近い位置にあるものと思われる。最後に不安・恍惚精神病と感情負荷パラフレニーの系列は、気分の変動と妄想形成により重点が置かれ、その意味では前二者とは異なり、統合失調症の下位分類でいえば妄想型の近縁に位置付けられるものと思われる。

つまり、レオンハルトの下位分類は、より気分障害に近いか統合失調症に近いかという視点（表4で言えば縦方向の階層）と、もうひとつ生来人間として持つこころの構図の（格子・放射）スペクトラム（表4で言えば横方向のスペクトラム）を念頭に置いている点が示唆される。ちなみに先に提示したG氏は、多動・無動性運動精神病（ないし、それと不安・恍惚精神病との中間）に位置するように思われる。

このような「非定型精神病」の全体像であるが、実際の臨床場面では、六種のタイプのうち、ほとんどが多動・無動性運動精神病、不安・恍惚精神病で占められているように思われる。そこでここでは、これらを主体として彼らの精神病理を述べて行きたい。

第二章 「非定型精神病」患者のこころの構造と彼らの求める世界

症例E子 当院初診時二三歳 女性 （文献53より改変して引用）

ここでは、典型的と思われる不安・恍惚精神病の症例を挙げておく。

生活史

E子は大都市近郊にて二人姉妹の第二子として誕生した。生来物静かで内気、消極的、受動的である一方、想像力に富む性格傾向であったという。幼少時を振り返ってE子は、「頭の中で勝手に空想していると、色々な人やキャラクターみたいのが見えていた」と語っている。E子は地元の中学校を比較的優秀な成績で卒業後、美容専門学校に通い、五年間美容師として真面目に働いた。この頃の性格は、母親によれば「硬いところと、情に流されるところと両面あった」という。二一歳時、現夫と見合い結婚をし、その後は「夫に気をつかいながら生活」していた。

現病歴・治療歴

二三歳時に長女を出産し、その三カ月後からE子には「夫が浮気している」という嫉妬妄想が出現し、不眠や徘徊も目立ち、当院にて四カ月間の入院治療を受けた。二五歳時にも同様の状態で入院したが、いずれも症状は完全に消失した。長女が小学校入学後は積極的に近所づき合いを行い始め、このころのE子は他者とのつき合い方に関して、「ルールに従って誠心誠意につき合う」と語っていたという。二八歳時、友人との諍いを契機に不眠、多弁、多動が出現し、「私には霊感がある」と語り三回目の入院治療を受けた。退院後はふたたび夫に「気をつかいながら」家事を熱心に行ったが、頻回に上記症状が出現し、三五歳時に筆者が主治医になるまで、さらに二回の入院歴がある。

三五歳時、夫との口論を契機に、E子は多弁、多動、易刺激的になり、まず一週間の過密な行動計画を立て、卓球、水泳、PTA、近所づきあいなどを行い、近所の道路工事現場の作業員に「栄養を考えながら」弁当や間食を届け始めた。このような状態が三週間ほど続いた後、E子は「霊が足に入ってきた」と実母に頻回に電話をかけるなど、言動にまとまりを欠いた。そのため彼女は、母と夫に連れられて筆者の外来を受診した。

夢幻様状態：E子は診察室の中で落ち着きなく動き、「動いていないとおかしくなってしまう」と主治医に語った。また主治医の持ち物を観察し、「これが聴診器、これがペン、これが手帳」と一つ一つ確認するように語っていた。そうかとおもうとE子は、「霊が私の芯に入ってくる、ほら、先生にも見えるでしょう、霊が私を守ってくれる」、「夫が浮気していて、霊の祟りを受ける、私が包まれている愛で夫を守らなければ」と述べ、さらに一過性に、「ここは平和な霊の世界、愛に満ちている」とも語った。しかし一分ほどでこのような状態から脱し、今度は「ホラ変になっちゃった。規則どおり動いていないとおかしくなる」と述べた。その後ほぼ一週間は、上述の状態が頻回に繰り返されたが、約三週間で病相期は終焉し、その間に「霊」に関する訴えも消失した。このときE子は三週間の経過をほぼ記憶しており、「私は多分、霊に包まれた幸せな世界に身を預けたかった。（私の）芯が溶けて全部が霊で満たされたかったのでしょう。それは夢か現実かわからない世界の一瞬の出来事」と述べていた。

その後もE子は、五回の入退院を繰り返している。病相期に至る経過はいずれも急激で、また状態像もほぼ同じである。一方病間期は、夫と外出したり家庭菜園で植物に触れることを楽しみにしている。多少控えめの女性であり、夫にも子どもにも献身的である。病相期の覇気はないが、彼女は「このくらいがちょうどよいのかも知れない。またアレ（病相期の状態）になるといけないですから」、「アレは怖いのか楽しいのかわからない。ぐちゃぐちゃで、それが『狂気（本人の言）』なのだと思う。迫力はありますけどね（照れ笑い）」と病相期を振り返っている。

「非定型精神病」患者のこころの構造

先述のＧ氏は、多動‐無動性運動精神病に近い病態であった。今提示したＥ子は、夢幻様状態を中心とした病相期をもち、かつ病相期と病間期が明確に認められ、病間期にはきわめて良好な社会適応をしていた。したがってレオンハルトの分類で言えば、不安‐恍惚精神病と解釈することができる。この二症例は、いずれも「非定型精神病」患者としては、比較的臨床場面で遭遇することの多いタイプの症例と思われる。

そこで、この二症例を通して彼らの病間期、すなわち平時の「こころの構造」をみてみる。まずＧ氏の通常の生き方をみると、彼は規範を重んじ、かつほぼ決まった日課を、長年淡々とこなしているように見えた。一方で若者や子どもたち、さらには高齢者に対する情に厚く、彼は地域でも店でも評判はよかったと思われる。したがって彼は、システマイジングとエンパサイジングの両動因を持つ人であり、生き方をみても自己‐世界を構築するに当り、格子状原図と放射状原図の両方を利用できる素質を持っている人のように思われる。ただし彼の持つ情は、どちらかというと一方向的であり、相手に規範を押しつけるなど、全体としてはより格子状原図への親和性が高い可能性は窺える。

次にＥ子の通常の生き方をみると、「付き合い方のルールに従う」といった理性への志向性を持ってはいたが、それ以上に情に厚く、夫や子どもたちへの献身の姿勢が目立った。したがってＧ氏同様、システマイジングとエンパサイジングの両動因を持つ人であり、格子状原図と放射状原図の両方を利用できる素質を持っているが、彼女の場合は、どちらかというと放射状原図への親和性が高い可能性が窺える。

ところで、「非定型精神病」者の病前性格に関しては、実に多様な見解がある。[51、61] たとえば人当たりのよさ、気遣い、明るさなど循環気質が強調された記述[41、137]、几帳面、真面目、熱中性など下田の執着気質が強調された記述[41、184]、頑固、鈍重など粘着気質ないしてんかん気質の記述[128]、内閉、消極性など統合失調気質を推察させる記述[130、172]、さらには依存性や未熟性に注目した記述[77、130]など千差万別である。

その背景には、先述のように当疾患が、疾患類型では統合失調症と気分障害との間に、また自己の形成の仕方では格子‐放射スペクトラムの中心付近に位置づけられることがあろう。しかしもう一つの要因として、彼らの生活史における性格の変化を挙げることができると思われる。以前に筆者が詳しく論じたように[51、61]、この患者群の場合、生活史のどこかで新たな性格を獲得し、おおよその流れは、内気（ないしは天真爛漫）→積極的→社交的であると同時に正義感が強い、という経過を歩む。このことは、彼らが自己を形成するにあたり利用する精神構図が、他の者に比べて定まっていないことを暗示させる。

「非定型精神病」患者における病相期の自己‐世界構造

G氏の病相期は、「べき論」の世界の展開、すなわち規範への没入から始まっていた。そしてその中で若者を指導するなど、多動多弁となり、まもなく意識の変容が進行して行った。そしてこのような時期にはしばしば「天の声」が聞こえてくるようでもあった。これまでの経過を振り返ると、入院はこの段階でなされることが多く、その際には「眼が据わり」、あたかも意識の変容に対抗するかのように身体を動かしたり、歌を歌う姿が目立っていた（意識変容に対するコーピングと思われる[51]）。さらにその後の病相期では、「天の声」に身を預ける姿と、きわめて機械的なコーピングとが頻回に繰り返される病像が彼の特徴であった。

このようなG氏に展開されている世界は、自己と規範（かくあるべしという「天の声」に象徴されている）世界との一体化であることが推察される。規範とは、静的・抽象的・遠景的・書割的な性質を持ったものである。そうであるとすれば、Ｇが一体化した世界は、格子状にイメージ化できる世界であるともいえる。しかもそれは「天」である以上、理想化されたイメージであり、それは彼にとって完璧な世界でもあったのであろう。つまり構図で表現すれば、放射状要素を排除した（主観的な姿勢を排除した）純化された格子のイメージになるのかもしれない。

一方でＧ氏は、一過性に「女優のＫが来た、僕の周りの世界が変わった。生き生きと輝いてきた。一緒に店をやることになった。愛に抱かれて幸せだ」などとも語った。Ｇ氏に確認したところ、女優のＫはＧ氏と同郷で、小学校の一年先輩であるという。幼少時から彼はＫに憧れ、「姉に甘えるような思いを密かに持っていた」と語る。Ｇ氏の自己はこの世界に一瞬呑み込まれていったが、それは動的・具体的・接近的な印象が持たれる世界であり、放射状にイメージ化できる世界であると思われる。それは母性性を象徴したような理想の世界の展開であり、しかも一瞬で忘れられなくなるほどの「幸せな」世界であったようである。したがってイメージ化すれば、そこには格子状要素を排除した（客観的・分析的姿勢を排除した）純化された放射の構図を見出せるように思われる。

Ｅ子の病相期は、活動性の亢進から始まっていた。この時期には過密な行動計画を立てることが多く、夫によれば「理屈っぽさ」が目立つという。活動自体は動的であるが、その展開は行動計画や「理屈っぽさ」にみられるように静的・遠景的・書割的な面を持ち、格子状の自己 - 世界感の展開とも言える。その後まもなく訪れた意識変容時でもＧ氏と同様のコーピングが見られ、それは主治医の持ち物の確認や、規則どおりの動きなどに現れていた（格子状構図の利用かと思われる）。

しかしＥ子の病相期の最大の特徴は、「霊が私の芯に入ってくる、ほら、先生にも霊が見えるでしょう、霊が私を守ってくれる」、「愛に満ちている」、「私が夫を守る」など、霊によって自分が完全に守られ、反対に自分が夫を守るといった、放射状構図でイメージ化される動的な世界であった。しかもそれは、たとえば「私の芯が溶けて全部が霊で満たされるような感じ」に象徴されるように、（格子状の要素の混入しない）純化された放射状の世界構造であったように思われる。すなわちそれは、たとえば放射＋同心円状構図といった自己感（および対象との距離感）を生み出すものではなく、自己感すら捨てられるほどの純粋な放射状のイメージの獲得（生来親和性を持っていたと思われる放射状原図への回帰）、そして最終的にはその核すらも消滅させるようなイメージ（対象との完全な一体化）を目指したものといえよう。

ちなみに先述の花房の「非定型精神病」の記述、すなわち放射、格子、高活動、低活動いずれの領域の描画も認められ、病態によっていずれかの構図が優位となり、かつそれが揺れ動くといった特徴は、まさに夢幻様状態における自己‐世界のめまぐるしい変転(53、54、124)、しかも規範と情のせめぎあい(51、53、54)の実態を反映しているようにも思われる。

「非定型精神病」患者が求める自己‐世界感

以上から「非定型精神病」とは、人間としては、格子‐放射スペクトラム上の一定域に位置する人たちの疾患であり、またその位置によって異なる類型を呈する疾患であると思われる。その意味では統合失調症と同じであるが、病相期には、純粋な格子状ないし放射状の自己‐世界が展開し、かつそこでは自己は完全に世界と一体化する病理を持つと考えられる。

ここで注目したいことは、彼らの晩年（初老期およびそれを前にした時期）の言葉である。G氏は、「今も何かのために尽くしたい気持ちに変わりがない。……おかしくなることは怖いけれど、どうしても止まらない。……気分が高揚する。……理想の世界が展開する。……でもどこかで、（病気の）世界は憧れているのだと思う」と語り、E子は「アレは怖いのか楽しいのかわからない。……迫力はあります」と語った。同様のことを晩年に語る患者は意外と多い。たとえば四三歳時に発症した不安‐恍惚精神病の男性患者は、六二歳時に「あの世界は忘れられない。女性が皆仏様に見えてやみつきになる」、三六歳時に発症した不安‐恍惚精神病の男性患者は、六五歳時に「あの世界も忘れられないけれど、今も結構、囲碁や町内会の行事に没頭できて楽しいので、あの世界に準じる感覚なのかもしれない」と述べている。患者の陳述からは、いずれの患者も自己を没して純粋な格子状ないし放射状世界の展開を、自ら求める傾向を持つように思われる。また以前にも筆者(60)が指摘したように、実際の彼らの生き方は、平素より他者への献身性や、「乗りの感覚」を求める傾向が強い。

このようにみると、統合失調症患者と「非定型精神病」患者の、求める生き方の対照性が浮かび上がってくる。統合失調症患者（破瓜型、妄想型）は、慢性期を除いて生涯にわたり「一般型自己」の構築を求めるのに対し、「非定型精神病」患者は、いかなる形の「自己」であれその維持を鑑みながらも、究極的には純粋な格子状、放射状原図にイメージ化される自己‐世界（自己と世界の融合の体験）への回帰を求める人たちであるといえよう。

「非定型精神病」が統合失調症と異なり、プリミティブな精神病であるという印象は、まさに「ひとのこころの原図」そのものに回帰することを反映し、その原因は時代と場所を越えた人類普遍のものと言い得るからと思われる。

なお筆者の臨床経験では、純粋な格子状世界への回帰は、どちらかというと格子状構図により親和性のある患者にみられ、その意味では多動‐無動性運動精神病の患者で顕著である。この場合は、たとえば「神の世界」などの純化された（完璧な）世界のヴィジョンが眼前に展開し、自己はそちら側に引き寄せられるように一体化していく傾向がみられる。反対に純粋な放射状世界への回帰は、どちらかというと放射状構図により親和性のある患者にみられ、その典型は不安‐恍惚精神病において生じる。この場合はまず自分を中心に世界が展開し、自ずと自己と世界が一体化していく傾向がみられる。

第五部　破瓜型統合失調症と高機能広汎性発達障害との異同とそこからみえてくる精神病理

第一章　ひとのこころの構造からみた高機能ＰＤＤと統合失調症

ひとのこころの構造をめぐって

ひとのこころの構造は、視覚的なイメージで述べると、格子と放射という二つの原図の組み合わせで表現できることが分かった。またいずれの原図に親和性があるのかも、個体によってかなり生得的に決まっている可能性が示唆された。さらに格子状原図を基にしたこころの構築様式と、ひとがもつシステマイジングという動因、左脳の機能、そして男性性との関連、他方で放射状原図を基にしたこころの構築様式と、ひとがもつエンパサイジングという動因、右脳の機能、そして女性性との関連も仮定された。

一方で、われわれがひとのこころの構造を考えるに当って拠り所とする、心理学や精神病理学（より広く精神医学）は、そもそもの出発点を放射＋同心円状でイメージ化されるこころの構造（かなり放射状構図に偏った親和性を持つ者が構築しやすいこころの構造）に定め、それを「正常」ないし「標準」と仮定し、理論が構築されてきた歴史を持つと思われた（筆者はとりあえず、この標準的自己を「一般型自己」と呼んだ）。これは多分に、近代以降の西欧社会の文化や価値観の影響を受けたものであり、ここに生物学的視点とのズレが存在していることも推察された。

高機能ＰＤＤと統合失調症の精神病理の本質

以上を前提にして、とくにＰＤＤと統合失調症の精神病理を見直してみると、両者の本質がそもそも異なった次元にあることが見えてきた。そしてそれこそが、成人の高機能ＰＤＤ者と統合失調症患者の実践臨床と精神病理学的考察において、押さえておかなければならないポイントであることが明らかになってきたように思われる。

第一部で述べたように、高機能ＰＤＤ者とは、ひとりの人間としてみた場合、おそらく放射状原図を描く素質が一般者に比して少なく、反対に格子状原図を純粋に発展させてこころの構造を構築させる素質を持った一群と思われる。そのような成人の高機能ＰＤＤ者の精神病理のキーワードは、彼らが持つ「ＰＤＤ型自己」であった。それはタッチパネル状の自己感、自己イメージに象徴され、中心に核を持たない（純粋な）格子状の構造であった。この構造をもとに機能する精神は、ウィンドウ内の対象に本来的に引き寄せられ、その場で対象を分析する方向に向けられる。それゆえ対象と適切な距離のとれた（固有の）自己感が生じにくい。対象が他者の場合、当然他者が固有の自己感をもっていることを理解しにくく、個と個の相互関係も成立しづらいのである。

一方第三部で述べたように、統合失調症（破瓜型および妄想型）の精神病理のキーワードは、「自己の成立不全」であった。その際の自己とは、あくまでも「一般型自己」を指していた。思春期に至った時の彼らは、「一般型自己」こそが唯一絶対の「あるべきこころの構造」と疑うことなく信じ、自己の統一へ躍起になるが、それでも統合された自己のイメージは持てない。このような状況下、あらゆることが不確実に感じられ、彼らの自己‐世界感は拠り所を失う。まさにそこに、統合失調症性の不安や苦悩が存在しているものと思われた。

すなわち（高機能）ＰＤＤ者では、彼らが作り上げた特異な精神構造の質が問われ、統合失調症では「一般型自己」構造の不成立という事態が問われた。

ところで十九世紀から二〇世紀に発展した心理学は、精神病理学（精神医学）のみならず、教育学にも影響を与えたようであった。後に述べるように、二〇世紀の教育においては、発達心理学で築かれた各年代の発達課題を達成すべく、その要綱が出来上がっていった面がある。あくまでも心理学が、「一般型自己」を標準とする理論の展開を行っているとすれば、当然発達課題も「一般型自己」の成立を目指したものになろう。つまりこのような心理学を介して、「一般型自己」の標準化は加速され、そして世界規模でそれが浸透していった可能性が否めない。

統合失調症（破瓜型と妄想型）という概念もまた、おそらくそのような流れの中で世界に浸透して行った。しかしここでわれわれが考えなければならないことは、統合失調症以外の精神障害、とりわけＰＤＤ者もまた上述の経緯の中で世界の標準とのずれが顕著となり、たとえば「ＰＤＤ型自己」の本来の（自然な）機能が、「精神病」や「精神症状」とみなされたりする可能性を持ってきたのではないかということである。

ところで「一般型自己」とは、イメージ化すれば放射＋同心円状（マンダラでいえば胎蔵界という理想像のひとつ）の構図を持ったものであり、自己‐世界は重層化されており、常に対象との間に適切な距離を保て、自身の固有の感覚や他者の固有の感覚を自然に持ったり理解できたりし、環界に対して臨機応変に対応できるような自己である。繰り返しになるが、それは上述のスペクトラムでいうと、多分に放射に偏ったところに位置する者に親和性を持つ構造である。逆に格子に偏ったところに位置する者にとってそれは理解しにくい構造であり、とりわけ高機能ＰＤＤ者は、「一般型自己」の機能を当然とする社会の評価（や価値観）を理解し難いといえる。

以上のような事情を加味すると、社会の中や臨床現場では、格子に偏ったところに位置する人間の病理には二つの側面が存在することが明らかとなってきた。ひとつは「一般型自己」構造の成立不全によって顕在化する病理（従来の心理学、精神病理学で考究されてきた症状）と、本来の格子状のこころの構図を反映した特徴とである。実はこの二つの側面が混同されると、高機能ＰＤＤと、破瓜型統合失調症（格子に偏ったところに位置する者にみられ得る統合失調症の病態）との区別が難しくなる。実際に成人の精神科臨床場面では、両者の誤診の危険が存在するのである。

高機能ＰＤＤと統合失調症の病理をさらにつかむために——誤診例に学ぶ

筆者の経験でも、高機能ＰＤＤと破瓜型統合失調症との鑑別は予想以上に困難である。成人の精神医療現場では、長年にわたり統合失調症の診断の元に、薬物・精神療法がなされ、本人も家族も暗黙のうちに統合失調症患者としての人生や家族生活を送ってきた高機能ＰＤＤ者に出会うこともある。さらに精神科外来や病棟には、「とりあえず統合失調症を疑う患者」、「統合失調症と言われてきた患者」が存在し、その中にも高機能ＰＤＤ者として見直したほうがよいと思われる症例が想像以上に含まれている。

このような患者に対して、われわれは可能な限り適切な診断と、何よりも適切な対応を行うことが喫緊の課題といえよう。また同時にこのような患者からは、ＰＤＤ、破瓜型統合失調症、さらには幅広いそれ以外の精神障害の病態や症状をめぐる新たな局面が見えてきやすい。そこで以下では、実際に筆者が体験した事例を基に、高機能ＰＤＤと破瓜型統合失調症患者の異同を述べ、その病態や精神症状のさらなる考察を試みたい。

症例O氏（筆者初診時三一歳、男性、無職(66)）――初診時の印象

O氏は、前主治医の転勤により筆者が担当となった外来患者である。申し送りでは発症後一〇年以上を経過した「慢性期の統合失調症の典型例」であった。たしかに診察室に現れたO氏は、太り気味で髪の毛や髭が伸び、表情は弛緩しており、われわれに馴染みのある慢性期の統合失調症患者の容姿ではあった。その当日の筆者の診療録を読み返すと、そこには以下のような記述がなされていた。

「愛想よく深々と頭を下げてから、顔面の筋肉全体に力を入れ、眉毛を吊り上げて『わざとらしい笑み』を作りながら顔を挙げ、『先生よろしくおねがいいたします』と、やはり『わざとらしい声色』で挨拶した。（診療録の最初にある）症状欄にも記載されている『Manieriertheit（わざとらしさ）』（200頁参照）がみてとれる」。

それに続く会話は一方的で、「先生は亀は好きですか？　そうですか。亀はいいですねえ。なーんか亀の気持ちが穏やかだから僕も穏やか。あっ、僕が穏やかだから亀も穏やかで幸せ。先生も幸せですね、ハハハ。いやあ今日は会えてよかった。ねっ？」といった調子であり、これも同じ症状欄に書かれていた「連合弛緩」という表現の特徴と一致した。ところでカルテの最初には、初診医がまとめた以下のような生活史と現病歴が記載されていた。

診療録に記載されていたO氏の生活史と現病歴

診断：統合失調症（F20.1：破瓜型→F20.5：残遺型）　発症年齢：十七歳

病前性格：おとなしくマイペースだが、わがまま、強情で神経質な面もある。

生活史：患者は父親（会社員）、母親（専業主婦）、二歳年下の弟との四人家族である。患者には始歩（歩き始め）、始語（話し始め）を含めて発達の問題はなかった。子どもの頃からおとなしく、一人でミニカーなどで遊び、幼稚園でも友達は少なかった。眼瞼を強く押すなどの癖や夜尿（小学校五年生まで持続）、わけもわからず泣きじゃくるなど、小児の情緒障害ないし神経症様症状（160頁参照）が疑われる症状がみられた。小、中学校でも友人は少なく、誘われれば遊ぶが自ら友人を誘うことはなかった。成績は中の上で、算数が得意、国語や体育は苦手であった。小学校五年生頃から患者はいじめられ、同時期より確認癖がみられ始めた。また突然落ち着かなくなり、親の言葉も耳に入らずに「怖い怖い」と泣いたり、母親の外出先を何度も確認したりするなどの強迫症状も加わった。中学二年頃から「友達がいじめに来る」という被害念慮が出現し、しばしば雨戸を開けたり閉めたりして戸外を確認していた。また日常生活には不必要な物を収集し（収集癖）、そのことに対して親が注意しても「意味不明な」言い訳を述べたため、親も患者の「精神的な問題」に気づいた。しかし登校を持続していたため、様子をみたという。

現病歴：高校二年の修学旅行時、急激に幻覚妄想状態に陥り、旅先の総合病院の救急外来を受診、三日間の入院（精神科病棟）で静穏化されたのち帰宅、すぐに当院を受診して統合失調症の診断のもとに入院治療を受けた。当初は被害妄想、迫害的な内容の幻聴・幻視を認めたがまもなく軽減、しかし妄想気分、妄想知覚（注20）はその後も断続的に認められたほか、突然の精神運動興奮、さらには急速な人格の解体もみられた。退院時には感情の平板化、全般的な意欲の低下、思考の途絶（注21）、連合弛緩、わざとらしい会話や表情が目立った。

以上の診療録の記載と筆者の印象を総合すると、前医同様、O氏では「慢性期の統合失調症（比較的若年発症の破瓜型)」が疑われた。ただひとり遊びを好むといった発達史、物の収集癖、急激な幻覚妄想状態、急速な人格の解体など、気にかかる点はいくつかあった。

O氏をめぐる診断上の疑問

二回目の診察以降も、O氏は機械的に同様の挨拶をし、かつ診察終了時に次回の診察日、時間を執拗に確認した（診察内容よりも、次回の予定の方が重要であるかのように感じられた）。また診察前には待合室で看護師に話しかけ、場に馴染まぬ甲高い声が診察室の中にまで響いてきた。そこに、エネルギーポテンシャルの全般的に低下した慢性期の統合失調症像とは異なる、不自然なエネルギーの発露が感じ取られた。

四回目の診察時、以下のような会話がみられた。「お父さんがねえ、疲れていてねえ」。〈どこか身体が悪いの?〉「あっ、ていうよりも喧嘩しちゃってね」。〈お父さんとあなたが喧嘩した?〉「大学受けようと思って、W大学とK大学とA大学とM大学とC大学と～と～と～の赤本（大学入試ガイド）を買ったらね、疲れちゃってね」。〈あなたが疲れたの?〉「違いますよ、お父さんが。で、僕を怒るんだよねえ」。〈あなたは赤本、実際に全部読むの?〉「やだなあ先生、調子がよくなったら読もうと思って本棚に並べてあるんですよ。本当に読みますよ」。〈毎年買うの?〉「はい、ハハハ。先生も買ってる?」〈私は受験生ではないよ。〉「あっ、そうか。お医者さんだから勉強しているのかなと思って。だって人生、一生勉強って言いますからね」。〈それで私も赤本で勉強していると思ったの?〉「まっ、それが

（注20）妄想気分と妄想知覚：妄想気分と妄想知覚は、妄想の前段階で通常一過性にみられ得る病的現象である。前者は、周囲に何かが起こっているような不気味（無気味）な感じに襲われ、それを自己と関係づけてとらえてはいるものの、まだ明確な意味が見出せない段階、妄想知覚は、実際の知覚に対して自己に向けられた異常な意味づけがなされる段階を指す（88頁参照）。

（注21）思考の途絶：思考の過程の障害であり、考えが突然中断してしまう現象。

しかりといったところですかね」。

この会話もまた連合弛緩にみえるものの、Ｏ氏には「赤本」に対する突出したこだわりがあり、その点に関する不自然な心的エネルギーの発露が感じられた。そこで筆者がＯ氏に「こだわり」に関して尋ねたところ、それは選挙ポスター、電車の路線図、車のパンフレットなど数種類に及び、しかもそれらを取得するために、Ｏ氏は選挙事務所、駅の事務室、車のショールームなどへ精力的に赴き、執拗さゆえに自宅に苦情が殺到していることが判明した。また病歴にあった一人遊び、算数の才能を加味すると、患者がＰＤＤであることも疑われた。そこで筆者は両親から生活史、現病歴を再度聴取した。筆者の前で両親は堰を切ったように、これまでのＯ氏との「生活上の苦労」を吐露した。

Ｏ氏の新たな病歴記載――ＰＤＤを前提として

以下の記述は、両親からの陳述、母子手帳、通知表を参照して得られた知見をもとに、Ｏ氏の発達史と病歴を書き直したものである。

発達歴（幼児期）

Ｏ氏は満期正常産、出生時体重は三一〇〇グラムであった。母親によれば抱き心地が悪く、あやしても微笑み返しはなく、視線があまり合わなかったという。始歩は一歳五カ月、始語は一歳九カ月であったが、幼稚園時代まで意味不明な単語を発していた。三歳頃よりＯ氏は、一人でミニカーを並べたり道路標識や電車の路線図などの絵を強い筆圧で何枚も描いたりし、母親が声をかけても会話は長く続かなかった。弟にも関心を示さず、しばしば執拗に耳を強く引っ張るなど「物のように扱って」いた。

幼稚園に入園後もＯ氏は友達と遊ぼうとせず、一人園庭でアリの動きを見ていることが多く、また他の児童の発する甲高い声に耳を塞いでいた。幼稚園教師からは「集団行動がとれず、常に自己流の動きをする」と指摘された。身体の動きはぎこちなく、また横目で人や物を見たり回転椅子で身体を回し続けたり、眼瞼を指で強く押す動作が目立ったため、両親から再三注意された。また通園の道順が変わると混乱し、「手がつけられなくなった」という。

生活史（学童期）

小学校へ入学したO氏であったが、五年生まで夜尿がみられた。図工や体育が不得手であった反面、数字や漢字に興味を持ち、全体の成績は中の上であった。またO氏は縦書きの教科書について、「ページのめくり方が逆なので嫌」と述べた。交友関係は、友人から誘われればついて行ったが、自ら一緒に遊ぼうとはしなかった。母親によれば、「友人から手を繋がれると突然逃げ出してしまったり、遊びにかかわられるとかんしゃくを起こしてしまったり、友人家族と食事に出かけても、あらかじめ自分で決めていたメニューの変更がきかなかったりして、せっかくの友人も離れていった」とのことである。

家庭内でも抑揚のない話し方で、両親がどこに連れて行っても「嬉しそうな反応はなく」、むしろひとりでビデオの特定場面を繰り返し見ることに熱中していた。この場面に関してO氏はのちに、「画面の片隅に僕の好きな車が映っていたから」と語っていた。また二年生頃より自動車や鉄道の雑誌を毎月購入し、それらを自室にきれいに並べ、必ず最初のページから読んでいた。また車の車種、駅名などはすべて暗記していた。生活はパターン化し、食事や入浴の順序が異なると不機嫌になった。またこのころは湿気に敏感となり、多湿の日にはイライラしていたという。小学校高学年になると、O氏はかなり「浮いた存在」となり、頻回にいじめにもあうようになった。自宅では「何かを思い出して手がつけられないほど怯え」、落ち着かなくなる姿も目立った。

生活史（中学・高校年代）

中学に進学した後もいじめは持続、二年生頃からは、しばしば雨戸を開けたり閉めたりして戸外を確認する姿が見かけられ、母親がその理由を尋ねると、「A君、B君、C君（本人をいじめていた級友）が来ていないか?」と述べたという。しかしそれも長くは続かず、両親が見る限り、O氏は概して「マイペースで趣味に没頭する日々を送っていた」ため、両親はそのまま様子をみた。この時期の両親の悩みは、O氏が車のショールームを訪れては係員に根掘り葉掘り質問したり、選挙事務所に入ってはポスター写真の撮り方を執拗に質問したりし、自宅に多数の苦情が寄せられたことであった。両親が「どうしてポスターを欲しがるの?」と詰問しても、「必要だから」と答えるのみで両親が期待するような回答は得られなかった。またこの頃よりO氏は毎日天気予報をチェックし、「湿気を嫌って」傘とタオルを持ち歩くようになった。

高校は大都市の進学校に入学、成績は中程度であったが、友人から「火星人と言われ」、からかいの対象となっていた。また数学の問題の解き方も独特で、これに対して教師が関与しようとすると突然怒り出したりもした。

治療歴

高校二年時の秋、O氏は修学旅行に参加したが、初日の夜に宿舎で友人たちから身体を執拗に触れられ、急激に極度の困惑状態に陥った。O氏は「怖い、怖い」、「旅館に敵が溢れている」などと叫び、部屋の押入れに閉じこもった。その様子が尋常でなかったため、O氏は市内の救急病院に搬送されて緊急入院、「被害妄想と幻聴、精神運動興奮の存在」から統合失調症を疑われた。三日後に静穏化された時点で、O氏は駆けつけた両親とともに帰途についたが、車中でも緊張が極めて高かったという。

帰宅後O氏は都内の精神科を受診、医師の診断はやはり統合失調症であり、約三カ月間の入院治療が行われた。しかし「被害妄想」は入院数日後にほぼ消失、同時に診療録によれば「急激に人格の解体が認められ」、またその後も、妄想とも空想ともいえる体験や、突然の感情の変化と精神運動興奮が観察されたという。なお入院中は、ハロペリドール：200mg／日、レボメプロマジン：250mg／日などが投与されていた。

退院後Ｏ氏は登校を再開したが、修学旅行時の同室の学生に会うことを怖がり、保健室登校となった。全般的に意欲が低下したが、自分の興味の対象に関してはきわめて積極的であった。時にＯ氏は、中学の同級生に一方的に電話で連絡をとり、その友人を主治医に「親友」と表現したが、実際に交流を深めることはなかった。退院一年後の処方は、ハロペリドール：８mg／日であり、外来へは二週間に一回受診していた。

Ｏ氏はかろうじて高校を卒業、その後は大学受験に執着して五年間受験を繰り返し、毎年入学試験用の「赤本」を買い揃えては本棚に並べた。一日の日課には融通性がなく、食事や入浴の時間は固定し、それが多少でも前後することを彼は許さなかった。いじめられ体験のフラッシュバック現象は現在も持続しており、とくに修学旅行の記憶とともに、仲間に身体を触られた時の身体感覚が蘇り、「身体が全壊する」と述べている。また行動は緩慢なことも多いが、自分が興味を持つことにはきわめて積極的で、遠方まで緻密な計画を立てては泊りがけで旅にも出ている。常に大きな鞄を持ち歩き、所持品や服装の突然の変更はきかないようである。失くし物は多く、その際には困惑状態に陥って行動がまとまらなくなるものの、ごく短時間で「何事もなかったかのように」平常の状態に戻る。現在の薬物療法はリスペリドン：２mg／日、ＷＡＩＳ-Ⅲの得点はFIQ=106（VIQ=116, PIQ=98）である。

Ｏ氏の診断について――ＰＤＤをめぐって

Ｏ氏を精神医学的にまとめてみると、彼は発達のごく初期から母親との間に通常見られる自然な交流が乏しく、ひとりで淡々と遊んでいた。発する言葉は少なくなかったが、意味不明な言葉が目立ち、少なくとも周囲の者に自分の意志を伝える言葉の機能は発達しにくかったようであった。また感覚の過敏のほか、道路標識や電車の路線図をはじめとする特定の物へのこだわりが顕著であった。すなわち彼には、幼少時に自閉性障害に特徴的な三つの領域の問題、すなわち「対人的相互反応の質的な障害」、「コミュニケーションの質的な障害」、「行動、興味および活動の限定された反復的で常同的な様式」の問題のほか、ＰＤＤに比較的みられやすい感覚過敏や知覚の問題が目立っていた。したがってＯ氏は、少なくともＤＳＭ-Ⅳ-ＴＲの広汎性発達障害の診断基準を満たした症例である。

その後のＯ氏は、積極的に対人関係を築くことなく、小学校高学年からはかなりのいじめを体験したようであった。また彼の生活はパターン化し、容易にその変更がきかなくなっていたようでもあった。中学・高校時代になると、学校場面でも彼の独特な人物像が目立ち、友人から「火星人」と渾名された。後にも述べるように、彼には「一般型自己」の確立を目指そうとする意思は確認できず、それよりも特定の物へのこだわりがエスカレートし、その執拗さは家族以外の他者をも巻き込み、適応の障害が顕在化し始めた。ここまでの発達の問題、独特な人物像ないし精神行動特性、そして適応の障害、さらには特異な身体・精神症状という一連の流れをみても、Ｏ氏の診断はＰＤＤが妥当と思われた。

Ｏ氏に対する心理検査――ＰＡＲＳについて

しかしＯ氏の例をみてもわかるように、思春期以降のＰＤＤの診断はかなり難しい。このような状況を踏まえて、思春期以降でもＰＤＤの診断が容易となるような、いくつかの指標が開発されつつある。ここではそのひとつ、日本自閉症協会が開発した広汎性発達障害評価尺度（PARS; PDD-Autism Society Japan Rating Scale）を紹介するとともに、実際にＯ氏に実施した結果を提示しておく。

一般にＰＤＤに特徴的な行動には、診断的意義のある特異的行動と、診断的意義は少ないがしばしば合併する非特異的行動が存在する。また幼児期に顕著であるが加齢や認知発達とともに目立たなくなる行動、逆に顕著になってくる行動もある。ＰＡＲＳは、あくまでも受診時点での診断的な見通しとその時点での不適応状況を簡便に把握し、迅速な支援につなげていくために開発された評価尺度である[7]。

ＰＡＲＳの作成に当たっては、対人、コミュニケーション、こだわり、常同行動、困難、過敏性に関する特徴的な項目が集められ、最終的には全部で五七項目にまとめられた（表5-1参照）。各項目は、それぞれが幼児期、児童期、思春期・成人期のいずれかに該当し（重複もある）、各年齢帯で整理すると、幼児期が三四項目、児童期が三三項目、思春期・成人期が三三項目となっている。このうち幼児期項目（児童期以上の対象者では回顧して評価する）は、ＰＤＤの診断的意味をもち、他は支援の指標として使用できる[189]。ＰＡＲＳの各項目は、臨床経験が豊富な専門家の検討を経て収集されたＰＤＤに特有の行動であるため、内容的妥当性も有する[注22]。

なおＰＡＲＳでは、幼児期、児童期、思春期・成人期で各々カットオフポイントが定められており、それを超えるとＰＤＤの疑いがきわめて高くなる[7]。たとえば成人の場合、項目1～34（幼児期にピークを示す項目）の合計得点が9点以上、項目25―57（思春期・成人期に該当する項目）の合計得点が20点以上の場合、ＰＤＤの可能性が強く示唆される。ちなみにのちに判明したＯ氏のＰＡＲＳ得点は、幼児期ピーク項目：35点、思春期・成人期項目：33点であり、きわめて強くＰＤＤが示唆されることになる（表5-1に記されている得点を参照）。

（注22）ＰＡＲＳの思春期・成人期項目は、統合失調症について述べた精神行動特性と同様、社会で生活する思春期・成人期の高機能ＰＤＤ者の行動特性を表現したものともいえる。このような見方は統合失調症における精神行動特性と同様、（成人としての）社会生活を考える際には重要と思われる。なおこのような社会生活を基盤に据えたＰＤＤの類型化の試みもなされており、たとえばウィング（Wing, L.）[193]は孤立群、受動群、積極奇異群に分類している。これに倣えばＯ氏は、おそらく積極奇異群に含まれると思われる。

Ｏ氏の診断について――統合失調症の合併をめぐって

さて、Ｏ氏のもうひとつの診断的な問題は、ＰＤＤとしての彼に、新たに統合失調症の発症がみられたのかどうかである。Ｏ氏の危機は修学旅行時に訪れたが、このときの精神症状には「幻覚」、「妄想」、「精神運動興奮」といった従来の精神医学用語が当てはまり得るものであり、彼はここで統合失調症の診断がなされたようであった。たしかにＰＤＤ者においては、「統合失調症的」な症状はかなりよく認められる[26、38、45、79、102、114、165、192、201]。そのためもあってか、ＤＳＭ-Ⅳ-ＴＲでは、両者の合併ないし追加診断について一定の基準を設けている。すなわち「ＰＤＤが先行した場合の統合失調症の追加診断には、明確な幻覚妄想状態の存在が不可欠であり、かつそれが一カ月以上持続する」という条件である。もちろんこの診断基準は操作的なものであり、これまで筆者が述べてきたような両障害の本態を見据えたものとは言い難い。しかし、とりあえずＤＳＭ-Ⅳ-ＴＲを参考にして改めて高校二年時のＯ氏の病歴を見直すと、幻覚も妄想も一カ月以上持続した記録はない（比較的急速にそれらは消褪している）。したがってＯ氏の場合、統合失調症の追加診断は行えないことになる。

一方両障害の本態を念頭に置いて、当時のＯ氏の精神病理を可能な範囲で掘り下げてみると、少なくともカルテの記述をみる限り、事例化前のＯ氏に「一般型自己」の成立へ向けての格闘は認められなかった。一過性に出現した妄想も、ストーリーの構成（統合失調症患者にみられる放射状でイメージ可能な妄想世界の構図の展開）は認められず、むしろ自身の「存在の危機」に対する危急的反応とみなしたほうが適切と思われる。

次に長期経過の視点からＯ氏をみてみる。先述のように統合失調症の慢性化とは、「一般型自己」の成立を目指すためのエネルギーポテンシャルが低下し、個々の患者が本来親和性を持つこころの構図に任せて、生活し始める状態を指した。ところがＯ氏の場合、繰り返し述べてきたように、発症前より「一般型自己」の成立を目指そうとする精神的エネルギーは顕著ではなく、むしろエネルギーは限局した対象に注がれていた。それは長期経過でも変化がなく、現在もなお局所的かつ極端なエネルギーの突出が目立っていた。

以上を総合すると、Ｏ氏からは統合失調症の本態は観察し得ず、やはり高機能ＰＤＤ者とみて対応したほうが適切といえる。ちなみにＯ氏は、近頃以下のように語っていた（診療の一場面より）。「僕の頭にはいくつもボックスがあってね。今日は、選挙ポスターの日です。選挙ポスターの箱が開いているから、先生、ほかの事を聞いてもだめだよ。わかる？」。この表現は、タッチパネル状の自己イメージとも言えよう。

Ｏ氏の誤診をめぐって

しかしＯ氏の場合は、長期にわたり統合失調症患者として治療を受けたてきたことも、また事実であった。筆者の初診時の印象から推察すれば、それは彼に認められた精神症状のみならず、彼自身が一見すると慢性期の統合失調症患者にみられるエネルギーポテンシャルの低下を思わせる人物像を持っていたこと、そして長期にわたって適応障害（「自閉的な生活」）を呈していたことによるところが大きいように思われた。すなわちわれわれは、これら（の先入観）によって幼少時から見られたはずの特異な発達の問題にまで、辿りつくことができなかったといえよう。

問題は、どうしてそのような先入観にわれわれがとらわれてしまったのかという点、そしてどうしてそれを基に、Ｏ氏に対して統合失調症としての病歴を描き上げ得たのかという点にある。

表 5-1　O氏の PARS の評価の実際

	PARS の項目	得点	高機能ＰＤＤとしての特徴（最終的なカルテ記載）	統合失調症を念頭に置いた記載（当初のカルテ記載より推察）
1	視線が合わない	2	幼児期：存在	記載なし
2	他の子どもに興味がない	2	幼児期：幼稚園でも一人で遊んでいた。	「おとなしい子ども」と考えられた。
3	名前を呼んでも振り向かない	2	幼児期：しばしば認められた。	記載なし
4	見せたい物を持ってくることがない	2	幼児期：描いた絵などを母親に見せることはなかった。	「マイペースな子ども」と考えられた。
5	指さしで興味のあるものを伝えない	2	幼児期：しばしば認められた（伝えなかった）。	「マイペースな子ども」と考えられた。
6	言葉の遅れがある	1	幼児期：意味不明な言葉を発していた。	記載なし
7	会話が続かない	1	幼児期：会話は断片的で続かなかった。	「おとなしい子ども」と考えられた。
8	一方通行に自分の言いたいことだけを言う	1	幼児期：友達にも「言葉を投げるだけ」で、会話は成立しなかったようである。	記載なし
9	友達とごっこ遊びをしない	1	幼児期：ほとんど行わなかった。	「おとなしい子ども」と考えられた。
10	オウム返しの応答が目立つ	0	幼児期：該当せず	該当せず
11	ＣＭなどをそのままの言葉で繰り返し言う	0	幼児期：該当せず	該当せず
12	感覚遊びに没頭する	2	幼児期：眼瞼をよく押していた。	「奇妙な癖」と考えられた可能性がある。（カルテ記載はされていない）
13	道路標識やマーク、数字、文字が大好きである	2	幼児期：道路標識、車のパンフレット、選挙のポスター、電車の路線図が好きであった。	独特な趣味として記載されている。
14	くるくる回るものを見るのが好きである	0	幼児期：該当せず	該当せず
15	物を横目で見たり、極度に目に近づけて見たりする	2	幼児期：物や人物を至近距離ないし横目で見つめるため、再三両親に注意された。	「奇妙な癖」と考えられた可能性がある。（カルテ記載はされていない）
16	玩具や瓶などを並べる遊びに没頭する	1	幼児期：ミニカーや亀を並べて眺めていた。	「おとなしく遊ぶ子ども」と考えられた。
17	つま先で歩くことがある	0	幼児期：該当せず	該当せず
18	多動で、手を離すとどこへ行くかわからない	0	幼児期：該当せず	該当せず
19	食べ物でないものを食べたり呑み込んだりする	0	幼児期：該当せず	該当せず
20	抱っこされるのを嫌がる	1	幼児期：抱き心地はよくなかった。	記載なし

21	ビデオの特定場面を繰り返し見る	2	幼児期：よく認められた。（のちに画面の片隅に本人の好きな車が映っていたことが判明）	「おとなしい子ども」、「マイペースな子ども」と解釈された。
			児童期：同上	「奇妙な癖」と考えられた可能性がある（カルテには記載されていない）。
22	ページめくりや紙破りなど、物を同じやり方で繰り返しいじる	2	幼児期：ミニカーを並べる順番はいつも同じであった。	「几帳面な子ども」「頑固な子ども」と解釈されたようである。
			児童期:車や鉄道の雑誌を常に最初のページから読んでいた。（縦書きの本であるとイライラした）。	同上
23	全身や身体の一部を、同じパターンで動かし続けることがある	0	幼児期：該当せず	該当せず
			児童期：該当せず	該当せず
24	身体に触れられることを嫌がる	1	幼児期：抱かれるのを嫌った。	記載なし
			児童期:突然手を繋がれることを嫌った。床屋は大嫌いであった。	学童期：「神経質な子ども」と解釈された。
25	同じ質問をしつこくする	2	幼児期：「バス行った？」「消防車行った？」という質問が執拗に繰り返された。	「不安の強い子ども」と考えられた。
			児童期：母親に「どこへ行ってた？」としつこく尋ねた。	「不安の強い子ども」ないしは前駆症状のひとつとしての強迫症状と解釈された。
		1	思春期：修学旅行の計画を教師に執拗に確認した。いじめた友達が来ていないか何度も尋ねた。	妄想ないしその残遺、強迫症状、病的幾何学主義などと解釈された。
26	普段通りの状況や手順が急に変わると、混乱する	2	幼児期：幼稚園への道順が変わると混乱した。	「神経質な子ども」と考えられた。
			児童期：時間割や朝食の内容が変わると混乱した。	同上
		1	思春期：鞄の中身が変わったり、日常生活の順序（例：風呂と夕食の順序）が変わると混乱した。	神経症様症状や前駆症状と考えられた。事例化後は、「病的幾何学主義」、「融通性のなさ」などと解釈された。
27	生活習慣が乱れ、身辺自立ができなくなる	0	幼児期：該当せず	該当せず
			児童期：該当せず	該当せず
		0	思春期：年齢相応の身辺自立はみられない。	エネルギーポテンシャルの低下とみられた。
28	過去の嫌なことを思い出して、不安定になる	0	幼児期：不明	該当せず
			児童期：小学校５年生頃より、「何かを思い出して手がつけられないほど怯えていた」。	「情緒不安定」、神経症様症状とみなされた。
		1	思春期:中学時代、修学旅行時のいじめられ体験が蘇っていた(タイムスリップ現象）。	事例化後は「自生記憶想起」「過去の象徴的な出来事の想起」、幻覚（幻視と幻聴）、妄想、精神運動興奮などとみなされた。

29	偏食が激しく、食べ物のレパートリーが極端に狭い	0	幼児期：該当せず	該当せず
			児童期：該当せず	該当せず
		0	思春期：該当せず	該当せず
30	特定の音を嫌がる	2	幼児期：子どもたちの甲高い声に耳を塞いだ 。	「神経質な子ども」と考えられた。
			児童期：同上	同上
		1	思春期：大きな人声を嫌がる。（タイムスリップ現象へしばしば移行していく）。	聴覚過敏、幻聴の存在とみられた。
31	痛みや熱さなどに鈍感であったり、敏感である	0	幼児期：不明	記載なし
			児童期：湿度の高さに敏感。	「神経質な子ども」とみられた。
		1	思春期：同上。外出時に天気にこだわり、必ず傘とタオルを持参した。	「神経過敏」と解釈された。
32	何でもないものをひどく怖がる	1	幼児期：人ごみなどでみられた。	「神経質な子ども」とみられた。
			児童期：同上	「神経質な子ども」ないし不安、恐怖など神経症様症状として記載された。
		1	思春期：ちょっとした父親の表情、言動に怯える。（本人は父親が「怒っている」、「疲れている」と一様に理解している）。	自我障害、妄想気分、妄想知覚、被害妄想などと解釈された。
33	急に泣いたり怒ったりする	1	幼児期：しばしばみられた。（身体に触れたり、予定の変更などと関連）。	「神経質な子ども」「情緒不安定」と解釈された。
			児童期：同上	同上
		1	思春期：同上。その他こだわりの対象物が手に入らなかったり、相手に自分の意思が通じないと激しく怒る。	自我障害、感情のコントロールの喪失、両価性、妄想の存在などと解釈された。
34	頭を壁に打ちつける、手を咬むなど、自分が傷つくことをする	0	幼児期：該当せず	該当せず
			児童期：該当せず	該当せず
		0	思春期：該当せず	該当せず
35	年齢相応の友達関係がない		児童期： ほとんど友人と遊ばなかった。ただし友人には一方的に近づいていった。	「引っ込み思案」と解釈された。
		2	思春期：ときに中学、高校時代の同級生に一方的に連絡をとり、「親友」と表現する。	事例化後は「ひきこもり」、エネルギーポテンシャルの低下などと解釈された。
36	周囲に配慮せず自分中心の行動をする		児童期：例）友人の前で自分が食べたいものを主張した。	「わがままな子ども」と解釈された。
		1	思春期：例）欲しい物や気になる物があると、時や場所を考えず訪問し、執拗に質問したり手に入れようとしたりする。	事例化後は、人格水準の低下、社会的機能の低下、などと解釈された。
37	人から関わられた時の対応が場にあっていない		児童期:友だちが遊びに関わろうとすると、かんしゃくを起こした。	児童期：神経質と解釈された。
		2	思春期：数学の問題の解答方法に教師が関与しようとすると、突然怒り出した。	思春期：事例化後は、人格水準の低下、社会的機能の低下、などと解釈された。

38	要求がある時だけ自分から人に関わる		児童期：欲しいものがあるときのみ友達や教師に接した。	「わがまま」と解釈された。
		1	思春期：基本的に同上の特徴は残存。	思春期：事例化後は、社会的機能の低下などと解釈された。
39	言われたことを場面に応じて理解するのが難しい		児童期：冗談を理解できず、文面どおりの解釈を変えられない。例）店員が患者の執拗さに困り、「今は忙しいので後にして下さい」と述べたのに対し、「何分後ですか？」と尋ねた。	「融通性のない子ども」と解釈された。
		1	思春期：同上	事例化後は、「融通性のなさ」、社会的機能の低下などと解釈された。
40	難しい言葉を使うが、その意味をよくわかっていない		児童期：不詳	記載なし
		1	思春期:文語調の会話がある。「しかるに～」、「それゆえに～」、「しいていえば～」など。	事例化後は、社会的機能の低下、ときに「わざとらしさ」と解釈されていた。
41	大勢の会話では、誰が誰に話しているのかがわからない		児童期：他人同士の会話に入り込んで平然としている。	記載なし
		1	思春期：同上。例）看護師同士の会話に割り込む。	思春期：事例化後は、社会的機能の低下などと解釈された。
42	どのように、なぜ、といった説明ができない		児童期：不詳	該当せず
		1	思春期：例）「どうしてポスターを欲しがるの？」と問われ、「必要だから」、さらに問われると「研究に必要だから」と述べる（周囲からは屁理屈と捉えられた）。	「人格水準の低下」などと解釈された。
43	抑揚の乏しい不自然な話し方をする		児童期：声をたんに発しているようで、「相手に伝えようとする意思が感じられない」（教師より）。	「情緒に乏しい子ども」と解釈された。
		2	思春期：だらだらとした、文章を読むような発語。逆に抑揚がつきすぎた「わざとらしい」発語がみられる。	「感情の乏しさ」、「わざとらしさ」などと解釈された。
44	人の気持ちや意図がわからない		児童期：親の気持ちが通じなかった（母親）。	学童期：「マイペース」と解釈された。
		1	思春期：例）好きな女性に一方的に声をかける。それを注意すると「僕の気持ちが幸福なのだから、相手も幸福のはず」と述べる。	「自我障害」、「連合弛緩」、「生き生きとした現実との接触の喪失」などと記載された。
45	冗談や皮肉がわからず、文字通り受け取る		児童期：しばしばみられた。	学童期：「真正直」と解釈された。
		2	思春期：店内で本人が発する大きすぎる声に対して「声が通りますねえ」と皮肉を言われたが、これに対し本人は礼を述べた。	エネルギーポテンシャルの低下、オモテとウラのなさなどと解釈された。
46	地名や駅名など、特定のテーマに関する知識獲得に没頭する		児童期：車の種類、ナンバー、乗り物の路線図、選挙のポスターのデザインなどがその対象であった。	記載なし
		1	思春期：同上	記載なし
47	よく知っているテレビのシーンを独りで再現する		児童期：よくひとりで台詞を喋っていた。	記載なし
		2	思春期：映画（F 監督）の作品の台詞はほぼ丸暗記している。	記載なし

48	相手が嫌がることをわざと執拗に繰り返す		児童期：弟の体を執拗に触った。	「退行」、「ふざけ」などと解釈された。
		0	思春期：？	該当せず
49	何かにつけ自分が一番でないと気がすまない		児童期：不詳	該当せず
		0	思春期：該当せず	該当せず
50	チック症状（瞬き・首振り・汚言等）がある		児童期：該当せず	該当せず
		0	思春期：該当せず	該当せず
51	場に不適切なほど、行動が落ち着かない		児童期：緊張する場面で認められた。	「緊張しやすい性格」と解釈された
		1	思春期：受診場面では動きが多く、まとまらない。	「言動にまとまりを欠く」と記載された。
52	不注意さがひどく、場に応じた行動ができない		児童期：落とし物や失くし物が多かった。失くし物をすると「パニック」になった。	「集中力の欠如」と解釈された。
		1	思春期：同上	「集中力の欠如」とみなされた。「パニック」は精神運動興奮と解釈された。
53	行動が止まって次の行動に移れなくなったり、固まってしまったりする		児童期：該当せず	該当せず
		1	思春期：新たなこと、予定外のことを始めるときに認められた。	思考・行動の途絶、ないし緊張病性の昏迷と解釈された。
54	恥ずかしさを感じていないように思える	1	思春期：性的な話題を平気で言う。	いわゆる「恥じらいの欠如」ないし「秘密の保てなさ」などと解釈された。
55	人にだまされやすい	0	思春期：該当せず	該当せず
56	被害的あるいは猜疑的・攻撃的になりやすい	2	思春期：とくに「いじめられるのではないか」という懸念を多く持っている。	「被害的」、「被害妄想」と記載された。
57	気分の波が激しく、落ち込みと興奮を繰り返す	2	思春期：急に怯えたり、急に多弁になったりした。	情緒不安定と解釈された。

文献66より改変して掲載

PARSに忠実に準ずれば、中学生以上の対象では、幼児期34項目のピーク評定と、思春期・成人期項目（項目25-57）の現在の評定を行うことになる。しかしここでは、あえて全項目を提示した。

左の2列はPARSの項目番号とそれに対応する質問項目、中央の列の数字は、PARSの指示に従ってつけたO氏の得点を表す(0＝なし、1＝多少目立つ、2＝目立つ)。高機能PDDとしての特徴の欄は、カルテから転写した内容、およびのちに本人や家族から聴取した内容（第1章の病歴の中には記載されていないものも含まれる）である。また一番右の列は、O氏を統合失調症であると仮定した際の記載である。

第三章　統合失調症とＰＤＤをわれわれはどのように捉えてきたか？
――精神医学の歴史から

この章では、精神科医が両障害を歴史的にどのように捉え、どのように疾患として類型化していったのかをまとめておく。実はこの精神医学の歴史から、両者の異同の本質が浮かび上がってくると思われるからである。

統合失調症と「自閉症」の歴史――「一般型自己」の機能障害の視点

さて、ＰＤＤと統合失調症との精神医学上の歴史を見ると、この二つの障害（疾患）は、そもそものはじまりから、いくつかの点で錯綜していたようである。

まずこの二つの障害のうち、先に精神疾患としての概念枠が設定されたのは統合失調症の方であり、その礎を築いたのがドイツの精神医学者、クレペリンであった。彼は現代の操作的診断にも大きな影響を与えた精神疾患の分類を行った人物であるが、その分類の際に彼が重視したのは、疾患の経過であった。その中で彼は、比較的若い年代（多くは思春期、青年期）で痴呆状態に進展していく経過をもつ疾患（緊張病や破瓜病など）を抽出して早発性痴呆と呼び（一八九六年）、これが現在の統合失調症の礎になっている。もちろん彼の言う痴呆状態とは、今日のわれわれが持っている「知能の障害」の概念とは異なり、第三部で詳しく述べたように、あくまでも「一般型自己」として期待される機能の低下であり、「一般型自己」の機能を人間の標準として定めた際に特に顕となる特徴ともいえる。

ところでクレペリンが早発性痴呆の概念を提唱した直後、すでに彼自身、「ある種のタイプの子どもたちはこの状態を備え持っており、成人の症候を早期子ども時代にまで遡ってみることができる事例もある。（中略）とりわけ男性の場合には、子ども時代から物静かで、（中略）ひきこもりがちな傾向を持ち、友達を作る能力や自分の外の世界で住む能力に欠けた者がいる」と述べている。[157] この記載は、現代では「統合失調症的」とも「自閉症的」とも言い得る表現である点が注目される。

以上のように、統合失調症概念の黎明期においては、いつから痴呆症状（「一般型自己」の機能障害）が出現するかという問題が大きな位置を占め、クレペリンの見方を大胆に踏襲すれば、それが思春期・青年期年代であれば現在でいう統合失調症、幼児期であれば現在でいうＰＤＤになるのである。

統合失調症と「自閉症」の歴史――「自閉」の視点

クレペリンの早発痴呆は、その後スイスの精神医学者オイゲン・ブロイラーによって、縦断的経過ではなく、心理学（精神病理学）的特徴によって捉え直され、新たにシゾフレニー（Schizophrenie）の名称が与えられた（一九一〇年前後）[23、24]。シゾフレニーという名称は、ブロイラーがこの病者の特徴を、種々の心的機能の分裂（思考、感情、体験といった心的機能の間の相互の分裂、さらには人格の構造連関の喪失までをも含む）にその本質をみたことを反映している（68頁参照）[24、88]。

ブロイラーはこのような見方から、統合失調症の症状を、基礎症状と副次的症状に分け、前者に連合弛緩、情動障害、両価性、自閉を置いて、これらの症状を重視した。筆者がここで問題としたいのは、このうちの自閉（Autism）という症状およびその概念である。ブロイラーの言う自閉とは、先にも述べたように、たんなる物理的な「閉じこもり」という意味ではなく、「内的生活の比較的あるいは絶対的優位を伴うところの現実離脱[24]」、すなわち他者との相互交流によって営まれる現実世界よりも、自分だけの世界（空想、幻想、妄想もここに含まれる）が遥かに重要な位置を占める生き方を指し、ブロイラーはそれが心的機能の分裂を持つ病理と深く関連した生き方であるとみたのである（74頁参照）。

ここでPDDに話を戻し、改めて自閉症という診断名の由来に迫ってみる。精神医学の領域で、現在でいうPDDの事例を最初に報告したのはカナー[87]（一九四三年）とアスペルガー[5]（一九四四年）であり、それはすでにブロイラーのシゾフレニーの考え方が浸透していた時代であった。カナー（Kanner, L.）の報告例の特徴は、「極端な自閉的孤立、我関せずとした態度、……生命を持たないものへの好み」であった。またアスペルガーの報告例の特徴は、(a)共感性の欠如、(b)世間知らずで、不適切で、一方的な社会関係、(c)衒学的、繰り返しの多い話し方、(d)乏しい非言語的コミュニケーション、(e)天文学や鉄道、時刻表などの、ある種の事柄への著しい没頭（ただしそれに対して想像的な活動はほとんどなく、他者に奇妙な印象を与える）、(f)ぎこちなく協応性のない動きや奇異な姿勢、とまとめられる[12]。

これらから浮かび上がる人物像（子ども像）は、他者の存在を意識せず、自分のみの世界を生きている姿であり、それは「内的生活の比較的あるいは絶対的優位」という「自閉」の概念で説明できる姿である。実際にカナーは自分の報告例に「早期幼児自閉症」という名称を、アスペルガーは「自閉的精神病質」という名称を与えている。

このことから分かることは、カナーもアスペルガーもその当時、「自閉」という概念をもとに、自分が観察した子どもを成人の精神障害である統合失調症患者（カナーの場合）ないしは統合失調症と関連したパーソナリティ障害（アスペルガーの場合）との関係で捉えて考察を進めていたと思われることである。

統合失調症と「自閉症」の歴史――両障害の分離

このように、両障害はいずれも統合失調症という疾患概念、ないし統合失調症患者という類型の中で論じられ、発展した歴史を持つようである。そしてそのキーワードが、経過論からいえば「知的能力」（これまでの筆者の視点で言えば「一般型自己」として期待される機能）の問題、心理学的視点からいえばブロイラーのいう「自閉」であることが理解できた。

ところでその後のＰＤＤの歴史的展開をみると、主にカナーの報告が脚光を浴び[158]、彼が観察した子どもの類型（早期幼児自閉症）をめぐって、種々の調査や研究が進められた。そのような中、コルヴィン（Kolvin, I.）[106、107、108]らは統計学的検討により、統合失調症と早期幼児自閉症とでは、家族歴、男女比、精神遅滞の占める割合、発症年齢等が相違することを明らかにし、それ以来自閉症と統合失調症とは異なる病態であることが定説となった。そして自閉症のほうは、改めて「発達障害」として位置づけられ[168]、児童精神科領域固有の障害としての地位を獲得していったのである。ちなみに広汎性発達障害という用語が操作的診断ではじめて使用されたのは、一九八〇年のＤＳＭ-Ⅲであった。

ここに至って統合失調症と自閉症（およびＰＤＤ）は、その視点を完全に異にした障害（病態）となった。すなわち統合失調症のほうは、成人（早くとも学童期以降の子どもや青年）にみられる精神障害の類型に、自閉症（およびＰＤＤ）はごく早期の子ども時代に発見され、その後特徴的な経過を辿る発達の障害と考えられるようになった。現在われわれが使用している診断体系も、この考え方に基づいているのである。しかし二〇世紀を生きた精神科医が、ＰＤＤ者をどのように理解する傾向を持っていたかというと、あくまでも「一般型自己」として期待される機能が障害された者、「自閉」という生き方を持った者という人間の類型（人物像）としてであったことは、現在においても考えさせられるところが多いように思われるのである。

第四章　高機能ＰＤＤと統合失調症の誤診の実態――Ｏ氏の例から

ここではＯ氏の例に戻って、高機能ＰＤＤ者が、何故統合失調症と誤診され、その後も統合失調症患者として治療され続けていたのか、いくつかの局面を明らかにしたい。

Ｏ氏の病歴描写の姿勢に潜む問題――統合失調症とＰＤＤの文脈から

まずＯ氏の場合の臨床において、統合失調症とＰＤＤの両文脈からの症例記載が可能であったことが注目される。このことは、当症例では現症のみならず生活史まで遡っても、双方からの記載が可能であるという現実を示すものである。(注23)

では何故、そして臨床のどのようなプロセスから、本来のＰＤＤらしさが統合失調症らしさとして捉えられたのであろうか。ここでは精神科医や家族が、高機能ＰＤＤ者をどのような人物として捉えやすく、またそれに基づいて精神科医がいかなる精神医学的疾患類型を患者に想定する傾向にあるのかが問われる。この点を確かめるにあたり、もっとも有用な手段は、社会生活場面に現れる患者の特徴、すなわち行動特性の検討であろう。そこで本項では、ＰＡＲＳ（144頁）に示されているＰＤＤ者にみられる幼少時から成人に至るまでの具体的な特徴をたよりに、Ｏ氏を見直

（注23）ここでいう統合失調症とは、あくまでも破瓜型であるが、若年（学童期および思春期）発症の統合失調症も、類型で言えば破瓜型が多いものと思われる。

してみる。なお確認に当っては、大胆な試みであることを知りながらも、ＰＡＲＳの各項目が、高機能ＰＤＤ者として、および統合失調症患者として、それぞれどのように解釈されたのか想定してみる（表5-1）。

表5-1の左側の列は、ＰＡＲＳの項目番号と項目の内容、中央の列は今回行われたＯ氏のＰＤＤとしての評価であり、これはそのままＯ氏におけるＰＤＤの特徴を表わしている。一方右側の列は、Ｏ氏を統合失調症としてみると各項目がどのように解釈され得るかを記載したものである。

Ｏ氏の生活史の記載をめぐる問題点

さて、ＰＡＲＳに記載されている項目を参考にしながら、Ｏ氏の当初のカルテ記載を読んでみると、生活史にまで遡って、本来ＰＤＤの特徴である事項（主に幼児期ピーク項目：項目1―34）が、統合失調症の幼児期・学童期の症例記載においてしばしば用いられる表現で記載されていたことがわかる。(注24)

Ｏ氏を仮に統合失調症としてみると、その発症は明確な「幻覚・妄想状態」、精神運動興奮状態を呈した高校二年生となるが、すでに中学時代にも一過性の幻覚や妄想が存在していた可能性を示唆する病歴が描ける。そこで彼の場合、かなり若年発症の統合失調症とみなされ得ることになる。

さてこれまでの、学童期後半から中学年代の若年発症の統合失調症に関する病前性格や病前特徴の記載をみてみると、神経質、内気、消極的、従順な面が目立ち、なかにはおおざっぱ、鈍感、マイペースな面や、わがまま、我が強い、負けず嫌いといった面も併せ持つことが指摘されてきた。(8、32、49、107、108、169) また若年発症例に限らず、統合失調症ではクレッチマー（Kretchmer, E.）(112)の統合失調気質ないしそれに基づいた性格類型が広く知られている。すなわち内気でおとなしいという傾向を基盤にして、ある面で敏感でありながら他の面に関しては鈍感であるといった両面が共存する性格傾向(52)である。

O氏の病前性格や発達史を聞いた精神科医に、このような事前の知識が存在していたことは十分に察しがつく。同時にその知識を基にして、母親に患者の特徴を聞いていた可能性も否定できない。O氏の場合、このような背景の中で、表5-1の項目2（他の子どもに興味がない）や7（会話が続かない）、9（友達とごっこ遊びをしない）などは、医師の中で「おとなしい子ども」と、項目4（見せたい物を持ってくることがない）、5（指差しで興味のあるものを伝えない）、21（ビデオの特定場面を繰り返し見る）などは、「マイペースな子ども」と解釈されたようである。さらに学童期にみられた彼の特徴も、たとえば項目24（身体に触れられることを嫌がる）や26（普段通りの状況や手順が急に変わると、混乱する）、30（特定の音を嫌がる）、31（痛みや熱さなどに鈍感であったり、敏感である）、32（何でもないものをひどく怖がる）、33（急に泣いたり怒ったりする）は「神経質な子ども」と解釈された可能性がある。

これらは統合失調症患者に親和性のある統合失調気質の域内で捉えられる特徴でもあり、医師が若年発症の統合失調症を強く疑えば疑うほど、これらは総合的に「統合失調症の病前性格」(49)の文脈の中に組み込まれていったといえよう。

O氏の思春期年代の記載をめぐる問題点（発症過程、現病歴、現症）

次に思春期以降にO氏に認められた、精神症状に注目する。

ここでも仮にO氏を統合失調症としてみると、まず第一に、統合失調症患者のもつ独特な不安が注目される。第三

（注24）実際のPARSの採点においては、思春期・成人期の症例の場合、児童期の採点は行われないが、ここでは生活史上でみられた行動特性を広く考察するために、あえて児童期の記載も行っている。またO氏を統合失調症とみた場合の特徴は、あくまでも成人を主に対象とした精神科医がみたものであり、児童・思春期専門の精神科医の視点とは多少異なる。

部で詳しく述べたように、統合失調症患者の場合、思春期以降、（一般型）自己の成立不全に直面し、現実世界の中で行き詰まりをみせ、やがて現実世界からの撤退や妄想世界への突入がみられる。精神科医の多くは、経験を積むほどこの種の経過で認められる不安の存在を体得している。そして患者の中にこの種の不安らしきものを多少とも感知すれば、統合失調症を疑って診断の方向を定めることが少なくない（これは従来の精神医学において、統合失調症などの「精神病」が、他に比べて「深い」病態と見做されてきた歴史があり、精神科医はより深い病態を感知した際、まずはそれを確かめる姿勢をもつためでもある[145]）。

とりわけ若年発症例の場合、その不安は言語化しにくい「寄る辺なさ」に裏打ちされ[49]、またその前段階では、不安が神経症様症状[169]ないし前駆症状として表出されることも少なくないという。これまでの研究では、神経症様症状として頭痛、腹痛、夜驚、頻尿、不登校など、前駆症状として種々の身体症状（身体感覚）、気分易変、緘黙、集中力や意欲の低下、強迫行為、攻撃行動、自生体験などが報告されている[8、19、49、154、160、169]。

もしも診断にあたる精神科医が、患者の中に差し迫った不安と上述のような症状を察知すれば、統合失調症の発症を疑って、その文脈で診断行為を進めていく可能性がある。O氏の場合、PARSの項目の25（同じ質問をしつこくする）が、不安を基底に持った強迫症状（前駆症状）として、項目28（過去の嫌なことを思い出して、不安定になる）が、自生記憶想起[156]や成人の統合失調症の発病前夜にみられやすい過去の象徴的な出来事の想起[150]として、さらには項目32（何でもないものをひどく怖がる）が妄想気分・妄想知覚・被害妄想などとみなされ、発症に向かう過程が描かれていったものと思われる。

第二に挙げられるのは、幻覚、妄想、精神運動興奮、昏迷などの精神症状である。O氏の場合にはとくに修学旅行時の記載がそれに当たる。後に詳細に述べるが（186頁参照）、PDDの場合でも幻覚や妄想が認められることは少なくない。その際の妄想は、統合失調症におけるそれとは異なるが、その相違を考慮しなければ、出現してくる精神症状自体はPDDの場合も、統合失調症の急性期の場合も互いに似ている点である。したがって先述の不安をめぐる諸現象に加えて「妄想」がみられれば、精神科医はさらに統合失調症の急性期として患者を捉え、それに沿って症状と病態の記載を行う可能性がある。

O氏の思春期年代の記載をめぐる問題点（発症後経過）

やはり仮にO氏を統合失調症として、その発症後の彼の経過を記述する場合、精神科医にとっての雛形は、破瓜型（解体型）患者の寛解過程およびその慢性期像となろう。その主たる注目点は陰性症状になる。[注25] しかし後に述べるように、陰性症状をめぐっては、それ自体がPDDと統合失調症の共通のアスペクトとなっているという指摘がある。[78] その意味するところは165頁以降で考察するとしても、もしそれが事実であるとすれば、PDDの成人の人物像を構成する諸特徴（精神行動特性）が、そのまま統合失調症患者の陰性症状として、解釈される可能性も生じる。

実際に表5-1のPARSに記された、日常生活におけるO氏の行動特徴（思春期・成人期項目）を眺めると、彼に認められたPARSの項目のうち、項目35（年齢相応の友達関係がない）や36（周囲に配慮せず自分中心の行動をする）、37（人から関わられた時の対応が場にあっていない）、38（要求がある時だけ自分から人に関わる）、39（言われたことを場面に応じて理解するのが難しい）、40（難しい言葉を使うが、その意味をよくわかっていない）、41（大勢の会話では、誰が誰に話しているのかがわからない）などが、いずれも精神科医からは、統合失調症患者における「社会的機能の低下」（陰性症状）の文脈で解釈されていた。またいくつかの項目は、たとえば26（普段通りの状況や手順が急に変わると、混乱する）、39（言われたことを場面に応じて理解するのが難しい）は融通性のなさ、

（注25）陰性症状とは、統合失調症にみられる精神症状で、本来期待される人間としての（社会的）機能が不全をきたしている現象を症状として捉えた概念である。具体的には感情の平板化、行動の貧困、会話量の貧困、思考の貧困、意欲の欠如などが含まれる。クロウ（Crow, T. J.）[28]はその背景に神経細胞の脱落や脳構造の異常を想定している。

45（冗談や皮肉がわからず、文字通り受け取る）はオモテとウラの持てなさ、そして54（恥ずかしさを感じていないように思える）は秘密の保てなさとして、つまり陰性症状を反映した精神行動特性[62]と解釈された可能性がある。

また陰性症状とも関連するが、慢性期の破瓜型統合失調症の人物像を描く言葉として、精神医学には「人格水準の低下」、「人格の荒廃」といった常套句が存在し、精神科医はしばしばこれらの感覚で彼らをみたりもする。これらは厳密に言えば、精神病の疾患の過程（経過）を表現したものであり、クレペリンの早発性痴呆（154頁参照）の視点である。高機能ＰＤＤの場合、医師はその知能の高さをもとに一定の社会的機能を期待し、現前の患者の容姿を、どうしても疾患の過程の結果として解釈したくなる。Ｏ氏では、進学校に通っていたという生活史が、医師にこのような感覚と解釈をもたらしたものと思われる。

さらに言えば、ＰＡＲＳの項目30（特定の音を嫌がる）、31（痛みや熱さなどに鈍感であったり、敏感である）といった項目は、やはり慢性期の破瓜型統合失調症患者でもしばしば認められる特徴である。上述の「人格水準の低下」（進行した自我障害）と、感覚の過敏性と鈍感性の同居とがないまぜになって、慢性期患者像が構成される場合もあろう。つまり、患者に生じるプリミティブな知覚にまつわる問題である。Ｏ氏にみられた感覚をめぐる特性も、精神科医からは（破瓜型）統合失調症らしさとして受け取られた可能性がある。

Ｏ氏におけるＰＤＤらしさとは

最後に、Ｏ氏と接しているうちに気づかれたＰＤＤ者らしき側面、すなわち統合失調症患者らしからぬ特徴についても触れておく。

Ｏ氏の場合、ＰＡＲＳのいくつかの項目を詳細に検討していくと、統合失調症患者としては説明しきれない点が存在することも事実である。表５-１でいえば、Ｏ氏において、統合失調症を念頭に置いた記載欄の「記載なし」とされた項目が、主にそれに該当するのであろう。そしてそれらを概観すると、限られた対象に対する不自然なエネルギーの発露が感じられる特徴が目立ち、ＤＳＭ-Ⅳ-ＴＲでいえば「行動、興味、および活動の限定された反復的で常同的な様式」を反映した項目である。

また、このような視点をもってＯ氏の生活史を振り返ってみると、特異な記憶力、「視線が合わない」、「名前を呼んでも振り向かない」など、発達早期の機能的な特徴もまたＯ氏のＰＤＤらしさを疑わせる可能性があったように思われる。

ＰＤＤと統合失調症の異同と精神病理学の問題

以上、Ｏ氏における誤診の背景を探ってきたが、そこからみえてきたことは、成人に至った高機能ＰＤＤ者に対して、精神科医がさまざまな局面で、統合失調症（破瓜型）の文脈を描き得る実態であった。それは個々のＰＤＤの症状（行動特性）の中に、統合失調症のそれと類似するものがあるといった、要素心理学的な次元を超えたものであり、患者をひとりの人間として見た際に生じる、人物像のいくつかの局面での類似性であった。

Ｏ氏における考察から浮上してきたことは、精神科医が成人に至った患者を目の前にした時、陰性症状という局面とプリミティブな感覚（身体感覚）という局面とが問題になることであった。陰性症状とは、「人間として期待される（社会的）機能の障害」を表す概念であり、精神科リハビリテーションでは「生活のしづらさ」と結び付く、きわめて「人間的な」視点に立った概念である。反対にプリミティブな感覚（身体感覚）とは、通常無意識のうちに処理されていると思われる知覚に関する局面であり、たとえば、一般の人間であれば苦痛とならない（意識されない）知覚が苦痛となったりする現象であった。つまり「人間的な」解釈の及びにくい現象である。

この一見相反する二つの局面であるが、まさにこれらは、文化的要因と生物学的素因とが複雑に交錯している、成人の高機能ＰＤＤと統合失調症の異同の問題を象徴しているといえそうである。だからこそ、両障害におけるこれらの局面もまた、「一般型自己」を標準としたときの問題、および生来的なこころの構図の問題という視点で眺めることによって、理解しやすくなるように思われるのである。第五章と第六章では、それぞれ陰性症状という局面とプリミティブな感覚（身体感覚）の局面をめぐって述べていきたい。

またＯ氏における考察からは、成人の高機能ＰＤＤと統合失調症の相違点もまた浮上してきた。この点に関しては第七章で触れていきたい。

第五章　「一般型自己」の機能障害としての側面――陰性症状をめぐって

一般型自己像の人為性

統合失調症の陰性症状とは、本来期待される人間としての（社会的）機能の不全を、症状として捉えた概念である（161頁）。そしてその機能とは、おおよそ「一般型自己」のもつ機能と重なっている。一方、高機能ＰＤＤ者の病態（状態）を振り返ってみると、それは「ＰＤＤ型自己」が果たす特徴的な機能の様態にあり、その際に彼ら自身が戸惑い、適応障害を引き起こす原因となるのは、やはり周囲から期待される「人間としての社会的機能」との齟齬、つまり「一般型自己」とのズレであった。

ところで「一般型自己」とは多分に人為的なものであり、生来的なこころの構造を忠実に反映したものではなかった。そのようななか、「一般型自己」こそが人間としての標準であるという前提をわれわれが無条件に受け入れてしまうと、ひとの精神構造の発達とは、例外なく、最初から放射＋同心円状の構造を目指して形成されるものであるといった極論に達しかねない。（注26）このことは図２に示した、より生来的なこころの構造の発達に矛盾する見解であるが、

（注26）歴史を振り返ってみると、カナーが自閉症児に注目したのが一九四三年、アスペルガーが自閉的精神病質に注目したのが一九四四年であった。この時代はまさにフロイトの流れを汲む心理学・精神分析学が発展し、個人の中に「一般型自己」の成立が強く求められていた時代であったようである。高機能ＰＤＤ者における、周囲から期待される「人間としての機能」との齟齬の側面が目立って来たのも、やはり歴史の産物であり得る。

しかしそれでもわれわれは、そのような前提を受け入れやすい面をもっているようである。

たしかに二〇世紀には、「一般型自己」の確立への道を描く発達心理学が探求され、教育もその流れを汲んで実践されたようであった。それはたとえばハヴィガースト（Havighurst, R.J.）[47]の発達課題論に結晶したと思われるのである（一九四八―一九五三年頃）。

ちなみに発達課題（developmental task）とは、「人間が健全で幸福な発達をとげるために各発達段階で達成しておかなければならない課題」である。ハヴィガーストは発達課題を、自己と社会に対する健全な適応にとっての必須の学習として捉え、しかもそれは子どもから高齢者に至るまでの各年齢段階に存在し、基本的には各発達段階の中で達成されなければならないとみた。たとえば小学校年代（原文では中期児童期）の発達課題には、同年代の者とうまくやっていく、適切な男性あるいは女性の役割を学ぶ、基礎的な知的技能を発展させる、良心・道徳心・価値尺度を発達させる、個人としての自立を達成させるなどが含まれ、また中学・高校年代（原文では青年期）の発達課題には、同年代の男女と新しい成熟した関係を結ぶ、男性あるいは女性の社会的役割を身につける、自分の体格を受け入れ身体を効率的に使う、親や他の大人たちから情緒面で自立する、行動の指針としての価値観や倫理体系を身につける、社会的に責任ある行動をとりたいと思いまたそれを実行するなどが含まれている。以上が示すことは、彼の発達課題論が、folk physics 領域と folk psychology 領域の発達との統合を重視しながらも、最終的には個と個の関係を育むこと、つまり基本的に十分なエンパサイジング志向性が存在することを前提としていることが窺われる。このような発達課題論は、放射＋同心円状の自己イメージの形成によりよく符合する理論と思われるのである[67]。

いずれにしてもこのような教育を受けてきたわれわれには、「一般型自己」こそが人間としての標準であるという前提を持ってしまう傾向がある。そしてその途端、まったく異なった病態である高機能ＰＤＤと統合失調症に対しても、ともに周囲から期待される「人間としての社会的機能」の障害という局面（アスペクト）を強調してしまう可能性も否定できなくなる。ここに両者に対し、似たような人間像を描いてしまう大きな要因があるように思われるのである。

成人の高機能ＰＤＤにおける「人間として期待される機能の障害」の実態

以上のことを確かめるため、まずはＯ氏を参考にしつつ、高機能ＰＤＤ者全般における「人間として期待される機能の障害」の実態を確かめてみたい。もともとＰＤＤは、診断学的に表1-1に示した特徴を持っているが、ここではこのうち「対人的相互反応の質的な障害」、「コミュニケーションの質的な障害」が焦点となろう。成人に至ったＰＤＤ者の場合、ＰＡＲＳの思春期・成人期項目[161]における、表5-2、5-3のような行動特性がその対象となる思われる。

まず対人的相互反応の質的な障害に該当する成人期の特徴を概観する

表5-2　対人的相互反応の質的な問題

思春期・成人項目	
25	同じ質問をしつこくする
35	年齢相応の友達関係がない
36	周囲に配慮せず自分中心の行動をする
37	人から関わられた時の対応が場にあっていない
38	要求がある時だけ自分から人に関わる
39	言われたことを場面に応じて理解するのが難しい
44	人の気持ちや意図がわからない
45	冗談や皮肉がわからず、文字通り受け取る
48	相手が嫌がることをわざと執拗に繰り返す
54	恥ずかしさを感じていないように思える
55	人にだまされやすい
56	被害的あるいは猜疑的・攻撃的になりやすい

表5-3　コミュニケーションの問題

思春期・成人項目	
25	同じ質問をしつこくする
39	言われたことを場面に応じて理解するのが難しい
40	難しい言葉を使うが、その意味をよくわかっていない
41	大勢の会話では、誰が誰に話しているのかがわからない
42	どのように、なぜ、といった説明ができない
43	抑揚の乏しい不自然な話し方をする
44	人の気持ちや意図がわからない
45	冗談や皮肉がわからず、文字通り受け取る

と、これらは「ＰＤＤ型自己」の特徴（機能の様態）、およびそれを支える心理学的特徴、すなわち心の理論の障害や他者の感情の読み取りの障害、中枢性統合の弱さ、執行機能の障害、さらには「経験する自己」の乏しさを反映した特徴と解釈できよう。

たとえば、「44 人の気持ちや意図がわからない」は心の理論の障害、他者の感情の読み取りの障害、「36 周囲に配慮せず自分中心の行動をする」や「38 要求がある時だけ自分から人に関わる」は、それに「ＰＤＤ型自己」特有の一つのウィンドウに引き寄せられている存在様式（表1-2）や対象への一方向的な姿勢、「25 同じ質問をしつこくする」、「48 相手が嫌がることをわざと執拗に繰り返す」は、さらにそれに自動性(67)や一種のこだわりが加わった特徴と理解できよう。また、「35 年齢相応の友達関係がない」、「37 人から関わられた時の対応が場にあっていない」、「39 言われたことを場面に応じて理解するのが難しい」、「45 冗談や皮肉がわからず、文字通り受け取る」、「54 恥ずかしさを感じていないように思える」、「55 人にだまされやすい」は、中枢性統合や執行機能の能力の障害、そしてそれらに支えられた「個」の視点の持ちにくさが関連しているように思われる。

コミュニケーションの質的な障害に該当する成人期の特徴をみても、やはり「ＰＤＤ型自己」の特徴およびそれを支える心理学的特徴を反映している。既に述べた39、44、45はもちろん、「41 大勢の会話では、誰が誰に話しているのかがわからない」、「42 どのように、なぜ、といった説明ができない」や「43 抑揚の乏しい不自然な話し方をする」に関しても、「個」の視点を持ちにくい彼らの特性を反映しているように思われる。たとえば項目41は、集団の場において個と個の視点から他者の相互関係を読む視点をもちにくいこと、42は自分にとって事象がいかなる意味をもっているかを他者に伝えにくいこと、43は固有の意見や感情を他者に伝えようとする志向性が少なく、機械的な伝達に終始してしまうことを反映しているとみることができよう。(注27)

いずれにしても以上のことから、「ＰＤＤ型自己」（格子状ないしタッチパネル状でイメージ化される自己‐世界構造）の特徴そのものが、高機能ＰＤＤ者における「人間として期待される機能の障害」として表現され得ることが、具体的に示されたといえよう。

ＰＡＲＳの思春期・成人期項目と統合失調症の精神行動特性――陰性症状をめぐって

次に、上で述べた成人期のＰＤＤ者における「対人的相互反応の質的な問題」と「コミュニケーションの質的な問題」を表すＰＡＲＳの思春期・成人期項目（表5-2、5-3）を、統合失調症患者を念頭において述べてみる。前節で述べたようにこれらが、格子状でイメージ化される自己・世界構造を反映したものである以上、破瓜型統合失調症（主に慢性期）がその対象となる。

ここでは、表5-2、5-3の項目を一括して述べる。まずこれらの項目を概観すると、ほぼすべてが（破瓜型）統合失調症患者の精神行動特性（表3-2）に挙げた(1)基底症状、すなわち「一般型自己」の成立に必要なエネルギーのわずかな欠損により生じる集中力の低下・疲れやすさ・忍耐力の低下・情緒的に共感する能力の欠如、さらには(2)「経験」化不全、すなわち個々の体験を自分のものとして統合する能力の不全を具体的に表現したものと解釈可能なことが注目される。すなわちどの項目も、統合失調症の「（一般型）自己の成立不全」およびそれによる「期待される人間としての能力」の障害を表わし、まずこの時点でＰＡＲＳの当該項目が「陰性症状」を構成する特徴ともみなし得ることが理解できよう。

さらに各項目に注目してみると、たとえば「37 人から関わられた時の対応が場にあっていない」や「39 言われた

（注27）「40 難しい言葉を使うが、その意味をよくわかっていない」は、ＰＤＤの持つ特異な才能を表わした特徴（folk physics 領域の突出した才能）とみることができる。「43 抑揚の乏しい不自然な話し方をする」の「不自然」さに関しては、臨床的にはＰＤＤのもつ独特な特徴（いわゆるＰＤＤらしさ）が現れたものともいえる。また「56 被害的あるいは猜疑的・攻撃的になりやすい」に関しては、「ＰＤＤ型自己」の特性というよりも、そのような自己・世界感を「非常識」と評価され続けてきた彼らの示す心的反応の可能性がある。

ことを場面に応じて理解するのが難しい」では、(1)、(2)のほか、(3)時間の連続性のなさ、(5)両価性、(6)「オモテ」と「ウラ」のなさや(7)融通性のなさとの関連をみてとれ、「44 人の気持ちや意図がわからない」や「45 冗談や皮肉がわからず、文字通り受け取る」、「55 人にだまされやすい」では、とくに(6)「オモテ」と「ウラ」のなさの側面が強く出ていることが察せられる。「36 周囲に配慮せず自分中心の行動をする」、「38 要求がある時だけ自分から人に関わる」、「54 恥ずかしさを感じていないように思える」になると、とくに(3)時間の連続性のなさ、(4)連合弛緩と深い結び付きを持ち、残遺状態が固定化した長期入院患者像を髣髴とさせる。

いずれにしても、成人期のＰＤＤ者における対人的相互反応とコミュニケーションの質的な問題を表現するＰＡＲＳ思春期・成人期項目は、それを破瓜型統合失調症としてみれば、「陰性症状」の具体的な記述と重なるといえよう。(注28) つまり人間として期待される「一般型自己」の機能という局面において、成人の高機能ＰＤＤ者と（破瓜型）統合失調症患者は、共通の能力障害を持つと評価されやすいと言える。

（注28）「25 同じ質問をしつこくする」は、統合失調症患者では、自身の実存をめぐる不安から医療者などに発せられる質問（「私は何故生きているのか?」、「私とはいったい何なのか?」など）や、「寄る辺なさ」[49]を保障してもらうための質問（逐一「〜して大丈夫?」と尋ねるなど）であることが多い。慢性期の破瓜型患者にもこの種の質問は見られるが、むしろこれまでの報告では学童期の統合失調症患者や[49]、比較的若年発症の一群[55,58]（第六部参照）で顕著である。「56 被害的あるいは猜疑的・攻撃的になりやすい」に関しては、自己の成立不全に対する反応の側面が大きい。

第六章　感覚をめぐる諸体験の局面――「生《なま》の感覚」をめぐって

高機能ＰＤＤ者と統合失調症患者の感覚の過敏性について

本章では、高機能ＰＤＤと統合失調症の感覚をめぐる諸体験について述べる。

高機能ＰＤＤ者が、成人に至っても感覚の過敏性を持つことは、よく知られているが[187]、それを精神病理学的に説明することは困難である。それればかりではない。彼らの感覚に関しては、ある時それに執拗にこだわっていたかと思うと、別のときにはそのようなことはまったくなかったかのような態度を示す。さらに言えば、彼らの感覚は一般者のそれのように感覚全体のバランスがうまく保てず、ある一つの感覚の強度が突出して問題となり、しかも突出する感覚の領域もまた容易に変転する。たとえば聴覚領域の感覚に圧倒されていたかと思うと、その直後には痛覚や触覚に圧倒されたりする。これもまた、われわれには了解困難な現象である。

一方でこのようなことは、統合失調症患者においてもみられることがある。実際にはＯ氏におけるように、高機能ＰＤＤ者の感覚をめぐる特徴が、精神科医に（とくに慢性期の）破瓜型統合失調症患者像を髣髴とさせることもある。彼らの感覚へのこだわりもまた、しばしば執拗でわれわれの了解を超える。

ここでは、このような両者における感覚の局面について、「一般型自己の成立不全」と格子状でイメージ化される自己‐世界像の特徴から再考する。

ＰＤＤ型自己と感覚過敏

成人の高機能ＰＤＤ者における感覚（身体感覚を含む）過敏は、幼少時からみられる場合も、また一般型自己との出会いによる心的ストレスによって誘発される場合もある。この現象は種々の形で表現され、たとえば思春期・成人期のＰＡＲＳ項目でみてみると、「30 特定の音を嫌がる」、「31 痛みや熱さなどに鈍感であったり、敏感である」のほか、「29 偏食が激しく、食べ物のレパートリーが極端に狭い」（味覚への過敏性が背景に存在する可能性がある）、「32 何でもないものをひどく怖がる」（たとえば、幼児期項目の「24 身体に触れられることを嫌がる」は、成人にとっては「何でもないこと（もの）」であるが、感覚過敏があれば恐怖を覚えることになる）などがそれに該当しよう。ところで以前に筆者[67]は、ストレスに晒された高機能ＰＤＤ者が長期にわたって身体感覚を中心とする苦痛を訴えやすいことを指摘した。彼らにとってストレスは、概して「身体に直接響く」ものであり、彼らの身体感覚は研ぎ澄まされ（頭痛、腹痛、吐き気へのこだわりなど）、しばしば下痢や嘔吐といった身体症状にも直結する。さらにこのような身体感覚は、緊張過多や「イライラ感」、「不快感」にも直結し、長期にわたり彼らのベースに横たわる感覚となる傾向をも持つ。

このような感覚の過敏性が、そもそも彼らが持っている身体的素質によるものであるとしても、彼らが築き上げてきた「ＰＤＤ型自己」の特徴と無関係とは言えない。つまりＰＤＤ者は、一般者のように身体感覚を含む種々の感覚もまた自分「固有のもの」として捉える（加工する）傾向を持ちにくいからであろう。したがって彼らの世界では、一般者に比して種々の感覚に自分なりの意味を持たせることなく、その意味で彼らは「生《なま》の感覚」として体験しやすい。彼らは一般者に比して感覚に対する防御機構をもたず、それゆえ感覚過敏になりやすい素質を持っているともいえよう。このようにみると格子状でイメージ化される自己構造は、「一般型自己」を基準にすれば感覚過敏を体験しやすいと解釈される。

もう一つの彼らの感覚の特徴、すなわちある領域に突出した過敏性と、その了解不能な出没様式、さらには他の感覚領域への過敏性の変転に関しても、やはり同様の解釈ができよう。たしかに感覚全体のバランスには、種々の感覚の統合作用が必要であり、それには上述の感覚を自分「固有のもの」とする素質が大きく関与してくる。「個」を持ちにくいＰＤＤ者の場合、個々の感覚は概して「バラバラ」なのである。また格子ないしタッチパネルでイメージ化される自己‐世界感を考えれば、感覚の過敏性の出没や変転も理解しやすい。すなわち基本的に彼らの感覚過敏は、ひとつのマス（ウィンドウ）の中の問題と思われ、そのウィンドウが閉じられれば、半ば自然に消失し得る。逆に他の感覚領域に対する過敏性を抱えた別のマス（ウィンドウ）が開けば、今度はその領域の感覚が苦痛となる。

統合失調症患者における感覚過敏

先述のように、以上の感覚特徴は統合失調症患者においても認められ得る。ここでも試しに上述のＰＡＲＳの項目を、統合失調症患者に当てはめると分かりやすい。

たとえば項目29「偏食が激しく、食べ物のレパートリーが極端に狭い」は、統合失調症患者の場合、被毒妄想と関連した現象とも解釈できるが、それ以上に自己の不安定な患者（自我の脆い患者）にしばしばみられる特徴である。たとえば、ある19歳の破瓜型女性患者は、白米が食べられず、これに関して「からだが反応して意識が遠のく」と、生々しい身体感覚を述べた。項目30「特定の音を嫌がる」は聴覚領域の敏感さとみれば、中安[156]のいう初期統合失調症の症状の一つとなり、また吉松[209]のいう「内外の刺激を自己保存の法則に従って選択的に取り入れつつ、それらを意味ある像に構成していく」ための基礎的なエネルギーの低下を反映する現象ともいえる。項目32「何でもないものをひどく怖がる」に関しては、たとえば妄想気分、妄想着想、妄想知覚が思い浮かばれる（139頁参照）（この時期の患者が、種々の身体感覚に過敏であることは、多くの臨床家が経験しているものと思われる[148]。

いずれにしても、統合失調症患者もまた諸感覚に対する意味づけは困難であり、患者は「生《なま》の感覚」に対する苦痛を直接表現することが少なくない。これは「一般型自己」の統合不全、とくに破瓜型の場合は、それに加えて格子状でイメージ化される自己‐世界構造を直接反映した現象と言い得る(注29)。したがってこの局面で見ても、高機能ＰＤＤ者と破瓜型統合失調症患者は臨床に携わるものにとって、似た人物像に映り得るといえよう。

統合失調症患者における感覚特徴の研究

ところで以上のような感覚特徴に関しては、統合失調症の分野でも研究は多くはない。これは二〇世紀の統合失調症研究が、あくまでも「一般型自己」の成立不全の解明に力を注いできたためと思われる。しかしそれでも注目すべき研究はあり[74、93]、これらは高機能ＰＤＤおよび破瓜型統合失調症患者にみられる「生《なま》の感覚」の病理を理解するのに有用と思われる。

まず、統合失調症患者の身体感覚をめぐる諸研究に注目すると、それはすでにカールバウム（Kahlbaum, K. L.）[85]の「緊張病」の中で、心気‐体感症状として記述され、とくに持続性で激しい後頭部痛が注目されている。その後クレペリンによって現在の統合失調症の概念が提唱されても、やはり心気‐体感症状は一つの中心症状とみなされており、彼による「精神医学」（第八版）[11]の中には、「喉がおしつけられる、胃が体から飛び出す、目がえぐり出される」などの奇異で生々しい身体感覚の例や、身体の痛み（とくに頭痛）の訴えが多数記載されている。筆者なりにこれらの記述を歴史の視点で整理すれば、精神医学の中核として自己をめぐる心理学（自我心理学）が導入される以前の時代背景が浮かび上がってくる。すなわち「一般型自己」の概念を軸とした精神医学体系が構築される以前には、（身体）感覚の記載が大きな位置を占めていたようなのである。

一方、ブロイラー以降の精神医学では、逆に「一般型自己」の概念を軸とした心理学的考察が精神医学を席巻し、感覚をめぐる記述は妄想や不安といった心理学的現象に席を譲った感がある。そのようななか、フーバー（Huber, G.）[74]による身体感覚への再注目は特記すべきことといえよう。彼は、統合失調症の中にも心気‐体感症状がもっとも優位を占める一群（体感性統合失調症（coenästhetische Schizophrenie））があることを見出したのである。彼がこの群を統合失調症の第四の病型に据え、妄想型、緊張型、単純‐破瓜型と同列に置いた点には疑問があるが、この病型と脳の器質的な問題とを結びつけて考えていた点は興味深い。さらに彼はこの類型に留まらず、体感性症状が緊張型、妄想型、単純‐破瓜型の実に六四％の経過で認められるとも述べており、広く統合失調症が特異な身体感覚と緊密な関係を持つことを強調している。

日本においても、統合失調症の身体感覚をめぐる優れた精神病理学的研究はいくつか存在するが、その多くは妄想的解釈を伴う奇異な体感異常にまつわるものである。しかもその考察の中心は、体感異常が自己の成立不全に対して、いかなる意味を持つのかといった心理学的な探究に重点が置かれている。たとえば吉松[203]は、統合失調症においては本来背景であるべき体感が前景化し、異物化するという側面を強調、その上で異常体感が人間関係をつなぎとめるための瀬戸際の手段であると解釈した。また小波蔵[103]は、体感異常を持つ統合失調症患者には荒廃にまで至る例が少ないことを説き、藤縄、笠原[39]の「自我漏洩症候群」においても同様の見解が述べられている。さらに永田[144]は、グラッツェル（Glatzel, J.）とフーバー[42]が提唱した内因性若年‐無力性不全症候群に注目し、その三徴である身体感情障害（体感異常）、疎隔体験、思考障害のうち、とくに体感異常が統合失調症性の病理の発現を抑える役割を果たすと考察した。これらに共通した解釈は、特異な（過敏な）身体感覚が自我の代理機能を果たしているとした点である。

ところで上記の諸研究は、いずれも一九六〇年代から一九七〇年代のものであり、歴史的に見れば、やはり「一般

（注29）項目31「痛みや熱さなどに鈍感であったり、敏感である」は、慢性期の破瓜型患者でしばしば認められる。とくに感覚に関する鈍感さと敏感さの並立は、彼らが依拠する格子状の精神構図を思い描くと理解しやすいかもしれない。

型自己」の成立が強く求められていた時代のものといえる。日本においてもこの時代の統合失調症観は、あくまでも自我障害に重点が置かれ、身体感覚もそれとの関係で解釈される傾向にあったと推察される。

「圧力野」と「非意味の力」の病理

さて、このような精神医学・精神病理学の歴史の中で、自我障害との関連ではなく、統合失調症の（身体）感覚そのものの考察を試みたのが、加藤[93]の研究である。

加藤の論の特徴は、自身が治療に関与した一八三例をもとに、心気‐体感症状を、妄想等に代表される「意味野」の病理に対し、「圧力野」の病理として独立させて捉えた点にある。加藤の論に従って第三部に記した統合失調症の精神病理を換言すると以下のようになろう。自己の成立不全に端を発した統合失調症患者の不安は、通常はそれなりの固有の意味が付与され、加工される。すなわち妄想をはじめとする「意味野」の病理の形をとる。しかし固有の意味が付与されなければ、病者は「生《なま》の感覚」に晒される。それはむきだしの不安であり、病者はそれを外からの「圧力」として体感することになる。つまり統合失調症患者の場合、不安を「意味野」の病理に加工する意志が十分に存在しなければ、容易に「圧力野」の病理が露呈し得ることを示しているといえよう。

ところで加藤は、「圧力野」における主体の体験を、「非意味の力」と表現した。これはここまで述べてきたＰＤＤ者や統合失調症患者における「生《なま》の感覚」の説明と符合する。つまり「生《なま》の感覚」が、自身の（身体）感覚に対して固有の意味を与えられないことと関連している以上、それはまさに「圧力野」の病理であり、主体にとっては「非意味の力」となり得るからである。実際に、エネルギーポテンシャルが低下し、本来彼らが持っていたこころの構造に依拠して生きている慢性破瓜型統合失調症患者は、「生《なま》の感覚」の苦痛に苛まれやすいが、これも「非意味の力」と解釈すると理解しやすい。加藤もまた自身の論文の中で、破瓜型（や単純型）の患者が圧力野の病理を体験しやすい

ことを明記している。(注30)

なお加藤は、幻聴にもまた「非意味の力」の病理をみている。通常幻聴においては、自分の内部の考えが他者の声となって聞こえてくることが多い(62)。すなわち、われわれが思考する際に、こころの中で発せられる自分の言葉が、自我障害ゆえに声の主が曖昧となり、さらにそれが他者に入れ替わって他人の声となるものと思われる。幻聴自体が自分の思考である以上、それは妄想内容ないしは妄想の基底に存在する不安を反映したものであり、声の質は漠としている（その意味では妄想と関連した「意味野」の病理とも考えられる）。しかし妄想が形骸化し、幻聴のみが残る慢性期の患者では、しばしば幻聴体験の侵襲性が語られる。たとえば「声が頭の中でガンガン響いている」、「声が響いて頭痛が取れない」といった表現をする慢性破瓜型患者は少なくない。その際には、幻聴は「圧力野」の病理としての特徴を強めている可能性があり、同時に「意味野」の病理である妄想との直接の関連を弱め、独立性を高めている。

タイムスリップ現象、「パニック」をめぐって

加藤が「圧力野」や「非意味の力」へ注目したことは、「生《なま》の感覚」をめぐるいくつかの病理、つまり破瓜型統合失調症のみならず高機能ＰＤＤ者の、これまで「不思議」と思われてきた現象を理解する際の、一つの局面を切り開いたことを意味するように思われる。

ここでは試みに、ＰＤＤ者におけるタイムスリップ現象と「パニック」に注目してみる。タイムスリップ現象とは

（注30）精神科臨床場面では、破瓜型統合失調症ではＰＤＤ者ほど「生《なま》の感覚」の表出が劇的でないことも確かである。それは前者の場合、慢性期に至ってもなお、身体感覚に固有の意味を与えようとする姿勢が多少残っているためかもしれない。それはときに上述した奇異な身体感覚（体感異常）という衣を纏い、ときに妄想世界のなかで独特の意味を纏う（いわゆる電波体験や被毒妄想など）(55)。さらに精神科医の側にもその要因があり、われわれは彼らの体験する「生《なま》の感覚」を、「人格水準の低下」の表現形のひとつとみなし(146)、彼らの真の苦痛を捉える眼を曇らせている可能性もあることを忘れてはならないであろう。

杉山[174]によって注目された、ＰＤＤ者に見られる、特異な記憶想起現象である。この現象が臨床的に注目されるのは、彼らの呈する、いわゆる「パニック」に直結しやすい点にある。

具体的には、ＰＡＲＳの思春期・成人期項目で言えば、「28 過去の嫌なことを思い出して、不安定になる」、「32 何でもないものをひどく怖がる」（タイムスリップ現象が起こっている可能性がある）、「33 急に泣いたり怒ったりする」（タイムスリップ現象には激しい感情が伴われやすい）、「34 頭を壁に打ちつける、手を咬むなど、自分が傷つくことをする」（タイムスリップ現象による行動の可能性がある）、「51 場に不適切なほど、行動が落ち着かない」（タイムスリップによる現象の可能性がある）、「52 不注意さがひどく、場に応じた行動ができない」（「パニック」の可能性がある）である。

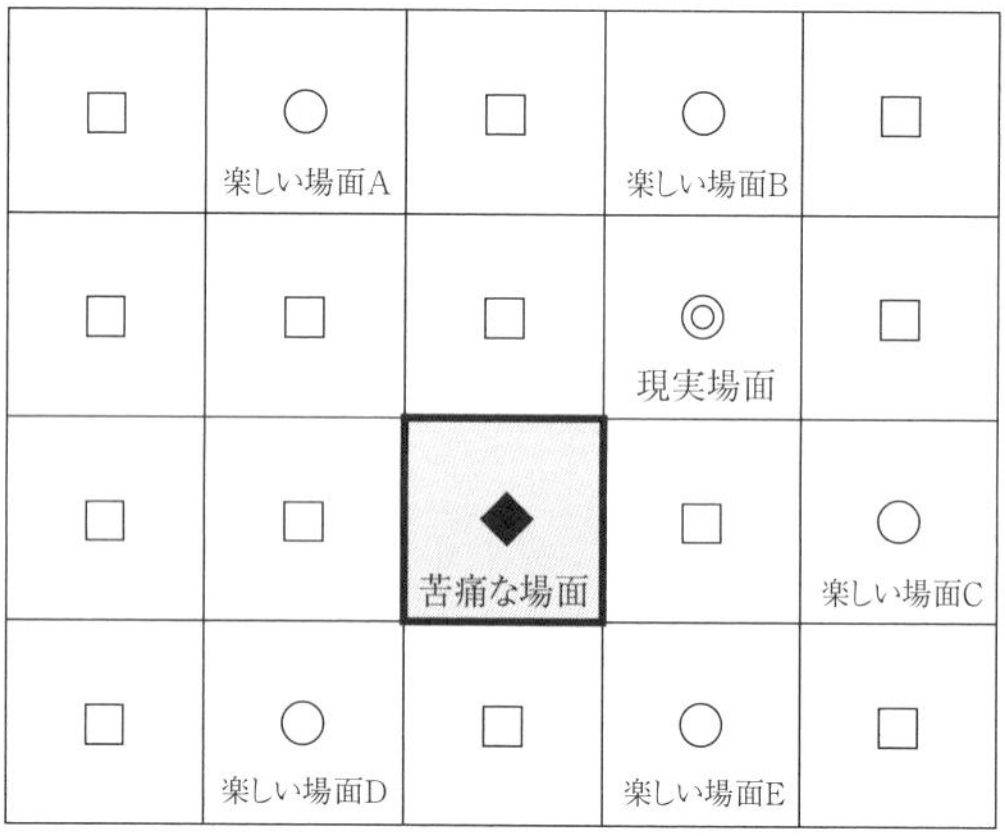

図５ 「PDD 型自己」の構造とタイムスリップ現象のモデル
文献 67、70 より改変して掲載

PDD 型自己では、タッチパネルにいくつものアイコン（ウィンドウ）が並んでいる。たとえば、◎が現在 PDD 者が生きている現実であるとする。しかし実際の PDD 者においては常に別のウィンドウが開く可能性がある。「過去の楽しい思い出」が保存されているウィンドウが開けば、現実に身を置きながらも過去のその楽しい場面が眼前に展開する。たまたま過去の苦痛な場面（驚異的な場面）が保存されているウィンドウ（図の◆）が開くと、現実に身を置きながらも驚異的な場面が眼前に展開される。

タイムスリップ現象は、「ＰＤＤ型自己」構造と密接に結びついた現象と言える。すなわち図５に示したように、過去の記憶がそのままの形で（自己固有のものに変貌することなく）心の一区画ないしはひとつのウィンドウ内に残っており、そのウィンドウが類似の感情体験などによって、半ば自動的に開かれてしまうために生じると理解される[67、70]。彼らの自己の存在様態がウィンドウ内の対象物に引き寄せられている（第一部参照）ことも考え合わせれば、ウィンドウ内の過去の情景は、ありありと感覚的に眼前に現れ、その際ＰＤＤ者は（固有の意味を纏わない）「生《なま》の感覚」を体験することになる。それは身体全体を巻き込み、同時に直接「運動爆発」を思わせる激しい精神運動興奮にも至り得る。これが周囲からは「パニック」として感じ取られるものと思われる。[注31] Ｏ氏を例にとると、修学旅行の記憶のタイムスリップにおいては、仲間に身体を触られた時の身体感覚が直接蘇り、Ｏ氏によれば「身体が全壊する」とのことであった。[注32]

さて統合失調症患者においても、とりわけ格子状構図が優位な破瓜型の患者では、タイムスリップ現象の病理を想定すると理解しやすいいくつかの現象がある。たしかに慢性期の破瓜型患者の中には、とりたてて理由もなく不穏になる（突然他患に暴力をふるったり器物を破損したりする）患者が少なからず存在する。このような患者に話を聞いてみると、多くは急性期と同じ内容の不安や妄想世界の再現が確認され、しかもそれが（過去の話題としてではなく）「今、ここ」の話題として語られる。

このほかにも統合失調症患者の精神病理で、注目されるいくつかの現象がある。ひとつは先に述べた臺[191]の提唱した「履歴現象」である。つまり突発的で急激な妄想体験の復活がみられやすくなる傾向であり、そのメカニズムは「タ

（注31）もともとパニックとは、精神医学においては不安と関連の強い概念であり、歴史的には不安神経症の中に包括されていたものである。しかし神経症は、あくまでも「一般型自己」の成立を前提とした概念といえ、なんらかの心因が働いて「一般型自己」構造に歪みを生み、それが不安として現象化、これに対する種々の防衛が適応的でない場合に生じる精神障害と解釈される。すなわち「意味野」の病理のひとつである。しかし「ＰＤＤ型自己」が体験する不安は、神経症的な症状に加工されにくく、むきだしの不安となりやすい（「圧力野」の病理）。たしかに不安は、生物学的には個体の存続の危機に対する危険信号の意味を持ち、自律神経症状を巻き込んだ現象であることは周知の通りである。

（注32）タイムスリップ現象は、境界性パーソナリティ障害や心的外傷後ストレス障害（Post-traumatic stress disorder: PTSD）での「フラッシュバック」とも類似している。[174] しかし当現象は、「一般型自己」の構造のもとで生じる「フラッシュバック」とは異なる。「一般型自己」では、その前提として常に自己全体が機能している必要がある。フラッシュバックの内容とは、自己の中に位置づけられない記憶であり、自己にとってみれば異質な「塊り」である。それゆえ「生《なま》の感覚」を保ち続ける[67、70]のであろうが、それでも「フラッシュバック」は、あらゆる事象を自己の中に位置づけようと志す「一般型自己」を持つ者が体験する現象といえよう。

イムスリップ」現象と通じるところがある。つまり第三部で述べたように（93頁参照）、あるウィンドウの中に、発症時の不安が封じ込められ、かつそれが妄想と結びついた形で存在しているとすれば、そのウィンドウが開かれることによって同じ内容の妄想世界が展開し得るからである。臺自身はこの現象を、脳内の連合経路の機能的切断症候群と関連させているが、この考え方も格子状自己の構図を基にした精神病理現象と齟齬をきたすものではない。

武野[185]の指摘した「選択的実感の棚上げとその突然の回帰」や山口ら[198、199]が述べた「知覚潰乱発作」も同様である（59、92頁）。前者は、本来辛いはずの感情が「棚上げ」され、それを実感せぬまま長い年月を経るとともに、それがこれといった原因もなく突然回帰し、患者がそれに圧倒される現象を指す。安定しているかに見える破瓜型統合失調症患者が、突然自殺を企てたときなど、その背景に存在している可能性がある現象である[62]。後者はやはり慢性期の破瓜型統合失調症患者にみられる知覚変容体験であり、不安や恐怖を伴い、多くは自己違和的・例外的なものととらえられ、持続時間は数分から数時間、睡眠により消失しやすく、治療的にはベンゾジアゼピン系が有効という特徴をもつ。

これらの現象に関しては、ひとつのウィンドウ内に辛い体験やある知覚領域に対する「生《なま》の感覚」と過敏性がそのままの形で保存（封印）されており、しかもそのウィンドウが自然に開かれたと考えると理解しやすい。いずれもその際の体験は生々しく、慢性期の症状の中でも「異質性」が減じることなく訴えられる[146]。後者に関しては、睡眠によるいわばウィンドウの閉鎖が有効なことも、やはり格子状のこころの構造を象徴している現象のように思われる。

いずれにしても、「タイムスリップ」した世界において慢性期の破瓜型統合失調症患者は、常時「生《なま》の感覚」ないし「非意味の力」を体験している可能性があるといえよう。

感情易変をめぐって

高機能ＰＤＤ者にみられやすいとされる感情易変もまた、ここまで述べてきたことを念頭に置くと、より理解しやすい面がある。たしかに上述の「パニック」は感情易変の一形態としても捉えられ、上述のようにこれは「タイムスリップ現象」との関連が深い。しかしそれだけではなく、ＰＤＤ者には急激な気分の変動がみられやすく、これもまた「ＰＤＤ型自己」の構造を反映したものと思われるからである。タッチパネルで例えれば、彼らの自己‐世界は各ウィンドウ内で展開され、そのウィンドウには抑うつ気分、爽快気分、不快感、爽快感が伴われているものもあると思われる（39頁参照）。このようなＰＤＤ者に観察される気分は、開かれるウィンドウ次第で変転し、ひとつの気分が持続するというよりも、尾を引くことなく変化することになろう。(67) その際の感情体験も、彼らにとってはあまり固有の意味を介することのない、より「生《なま》の体験」に近いと思われる。

このような急激な気分の変動は、統合失調患者でも観察される。たしかに彼らの場合、「一般型自己」の成立不全ゆえに、不安（を含む感情）に固有の意味を与えにくい。その意味で彼らの感情体験は、むしろ「圧力野」の病理といえ、「生《なま》の体験」となって激しい身体感覚や激しい精神運動興奮に直結しやすいといえる。彼らの突然の感情の変化に固有の意味は見出しにくく、彼らはその場の環境に左右されて、その都度感情とともに自己の存在自体が大きく揺れ動く傾向を持つ。

「生《なま》の感覚」をめぐる補稿

第二部で述べたように、「一般型自己」が人間の「こころの構造」の唯一・絶対の基準ではないのであれば、それを基にした「個」の感覚も、すべての人間が等しく持たなければならないものでもなさそうである。加藤は「意味野」と「圧力野」とを並列して捉えたが、こころの発達の視点に立てば、「意味野」は固有の自己の概念が（個体レベルでも社会レベルでも）育成されてはじめて顕在化する領域であり、その基底には常に「圧力野」が存在するとみたほうが妥当といえよう。

このことは「意味野」の病理も、そもそもそれに親和性のある人もあれば、親和性の少ないひともいることを示唆する。さらに言えば、放射＋同心円状の「こころの構造」に支障が生じた病態においても、おしなべて「圧力野」の病理、すなわち意味に防御されない「生《なま》の感覚」、「生《なま》の体験」が出現し得るとみても不思議はない。初期統合失調症や解離性障害[171]もその例外ではなかろう。またマイヤー・グロス（Mayer-Gross, W.）の記述した夢幻様体験（より広く言えば「非定型精神病」の病相期の体験世界）[124]もまた、「生《なま》の感覚」、「生《なま》の体験」の溢れたものとみることができよう。

ここで臨床上大切なことは、「生《なま》の感覚」を疾患特異的なものとして注目し過ぎない姿勢である。それによって統合失調症患者を高機能ＰＤＤ者として過剰診断してしまう危険が生じるばかりでなく、初期統合失調症、解離性障害、さらには一部の「非定型精神病」患者までをも、ＰＤＤとの関連で捉えてしまう危険が生じるからである。

第七章　高機能ＰＤＤらしさと統合失調症らしさ

最後に、成人の高機能ＰＤＤ者と（破瓜型）統合失調症患者との相違について、多少触れてみたい。Ｏ氏の考察からは、両者には一面で人物像や症状の相違が存在することも確かなようであった。それは生来的に持っている「こころの構図」の相違（格子・放射スペクトラム上の位置）と成長過程でみられる「一般型自己」への執着の姿勢の相違をみれば、もっともなことであろう。Ｏ氏の場合、全般的にエネルギーポテンシャルの低下した慢性期の統合失調症患者像とは異なり、不自然なエネルギーの発露が随所で感じ取られた。そしてそれは、ＤＳＭ-Ⅳ-ＴＲでいえば「行動、興味および活動の限定された反復的で常同的な様式」におおよそ該当するものであった。また幻覚・妄想においても、Ｏ氏のそれには、統合失調症とは異なる特徴があった。ここでは自己構造およびエネルギーポテンシャルとの関連から、双方の相違を際立たせる特徴（両者の鑑別点）を考えてみたい。

「行動、興味および活動の限定された反復的で常同的な様式」をめぐって

Ｏ氏で示したように、成人の高機能ＰＤＤ者でも「行動、興味および活動の限定された反復的で常同的な様式」はみられる。ＰＡＲＳの思春期・成人期項目を援用して、その具体像を並べると、「25 同じ質問をしつこくする」、「26 普段通りの状況や手順が急に変わると、混乱する」、「29 偏食が激しく、食べ物のレパートリーが極端に狭い」、「46 地名や駅名など、特定のテーマに関する知識獲得に没頭する」、「47 よく知っているテレビのシーンを独りで再現す

る」、「48 相手が嫌がることをわざと執拗に繰り返す」、「49 何かにつけ自分が一番でないと気がすまない」などとなろう。

タッチパネル様の「ＰＤＤ型自己」を持つ彼らは、多くはあるウィンドウの中で対象と一体化して生きている。それが興味の対象であれば、彼らのエネルギーは必然的に（自己の統一ではなく）、その対象に直接注がれ、そこにおける彼らの活動は、偏ったエネルギーの発露となって周囲に奇異な印象を与え得るであろう。上述の項目46や47はその生き方の具体像とも言える。ときにこの分野において彼らは特異な才能を発揮し、それによって社会的な貢献ができれば、彼らは社会的な居場所を獲得することも可能となる。一方で、たとえば項目25、29、48に示されるように、それが社会生活を妨げたり、社会から受け入れられ難い場合には、彼らは適応障害をきたす恐れがあろう。なお社会の中で生活している高機能ＰＤＤ者の場合、ときに項目49のような特徴もみられる。それは「一番」という地位への「こだわり」とみることができ、それをめぐって他者との競争といった人間模様も観察される。しかし彼らにとって重要なのは、一番でないと自己の収まりが悪いという感覚のようであり、一般人のような競争を介した個と個の関係の深まりはみられにくい。

ところでこのような「ＰＤＤ型自己」の特徴を持った彼らは、たとえばウィンドウを規則正しい順番で開け、自動的にスケジュールをこなしていけることを望む。それが突如、開くべきウィンドウが開けなかったりすれば、それは彼らにとって不快な体験になるばかりか、彼らの自己を巻き込む事態となりかねない。彼らは項目26にみられるように、普段通りの状況や手順が急に変わると混乱しやすい。そして彼らは規則や手順の維持に、やはり突出したエネルギーを使う傾向がある。

以上の諸特徴は、いずれも一般型自己にはない「ＰＤＤ型自己」（格子状構図）の機能の一表現形といえよう。ここで問題となるのが、破瓜型統合失調症、とりわけ慢性期患者との異同であろう。彼らもまた格子状でイメージ化される自己‐世界感で生きる傾向にある。しかしこのような患者の場合には、とにかくエネルギーポテンシャルの低下が目立ち、高機能ＰＤＤ者のように、特定のマスの対象に極端なエネルギーが注がれることは、それほどない。彼らはあくまでも「一般型自己」の成立を目指した人たちであり、それに挫折した人たちとも言えるのである。（注33）反対に高機能ＰＤＤ者では、このような挫折、および全体的なエネルギーポテンシャルの低下は原則的にない。彼らは、幼少時からＰＤＤ型自己の発達の道を歩み、その中でfolk physics領域の認知・思考様式を発展させてきた人なのである。

「妄想」をめぐって

「妄想」もまた高機能ＰＤＤ者と（破瓜型）統合失調症患者との相違を際立たせる現象である。とにかく妄想と言えば、われわれは統合失調症のそれをまず思い浮かべるし、統合失調症を代表する症状でもある。さらにその心理学的・精神病理学的考察も、統合失調症を前提に展開されてきたと言っても過言ではない。

そこでここでは、（破瓜型）統合失調症の妄想の精神病理について簡単に振り返っておく（87頁参照）。統合失調症患者の妄想の成立には、とにかく彼らの「一般型自己」の成立を求め続ける志向性、ないしは「一般型自己」の成立を持続的に受け入れざるを得ない状況が前提となっていた。とくに格子状の自己‐世界構造に親和性を持つ破瓜型患者では、「一般型自己」の成立への強い衝動があっても、「一般型自己」が持つ安定した構造（放射＋同心円状の構造）は得られにくい。そのような彼らには、あらゆる事象に固有の意味を見出しにくく、また彼らは周囲に直接左右されやすいと言えた。

（注33）項目48「相手が嫌がることをわざと執拗に繰り返す」は、ときに統合失調症患者にもみられるが、それは若年事例のごく一部に限られる。統合失調症患者におけるこのような現象に対して、大森は[159]「おどけ」、村山は[140]「同性接触希求行動」という意味を持たせ、いずれも自己の再生の試みとして解釈している。

このような彼らの自己は、発症直前ないし急性期に至ると、背水の陣で虚構の放射状世界を構築し、周囲の思惑を勝手に読むようになる。しかし出来上がった世界の構造は、あくまでも比較的単純な放射状構造に過ぎない（図３-２）。これが破瓜型統合失調症患者の妄想世界であった。ちなみにそこでは、あらゆるもの（の存在）が完全に「世界（すなわち周囲側）」対「自己（すなわち自分側）」に二分され、自身はただ世界（周囲）によって「読まれ」、「操られ」、「影響され」るばかりの存在となっていた[27]。したがって自己の存在に危害を加えてくる主《ぬし》がいるとしても、それは特定の誰かではなく、世界全体を代表する絶対的な力を持った「なにものか」となると言えた[136]。

成人の高機能ＰＤＤ者の「妄想」——認知行動様式のずれをめぐって

成人の高機能ＰＤＤ者の場合でも、Ｏ氏の例のように「幻覚」や「妄想」が少なからず認められることがある。しかし彼らの「妄想」の場合、「一般型自己」への執着の中から生まれた妄想とは、その発生のメカニズムも「妄想世界」の構造も異なり、ここに両者の病理の相違がよく表れると思われる。ここでは、高機能ＰＤＤ者の「妄想」の実態を「ＰＤＤ型自己」との関連からみていく。

さて高機能ＰＤＤ者は、社会行動上の暗黙の規則を理解し難いことが少なくない[29]。たとえばある高機能ＰＤＤのシステムエンジニアは、社会に規則があることは理解していたが、次のように語っていた。「職場では僕の知らない暗黙のルールをたくさん押し付けられる。明文化しない規則をたくさん作って僕を試してきた」。また自分の研究に没頭していたある電機メーカーの技師は、社員としてあるべき姿勢を問われ、それに対して「分けのわからないことばかり一方的に要求してくる」と語った[67]。

「一般型自己」の認知行動様式（つまり心の理論や他者の感情の読み取り能力、中枢性統合、執行機能をつつがなく発展させ、対象との間に適切な距離を持ち、「個」と「個」の対人関係がとれる姿）が常識とされる今日の社会場面においては、「ＰＤＤ型自己」を持った者の認知・行動様式は、日常的に周囲とのズレを生みやすい。高機能ＰＤＤ者の場合、それがストレスとなって精神病様症状が（持続的に）もたらされることもあろう。上述の事例の言葉は、「ＰＤＤ型自己」にとってみれば事実をそのまま表現したものといえるが、これを「一般型自己」の認知様式で眺めれば、了解不能な「被害妄想」（ないし被害念慮）と解釈され得るものである。

成人の高機能ＰＤＤ者の「妄想」――一方向的な情報の流入と被コントロール感をめぐって

成人の高機能ＰＤＤ者が「被害妄想」をもつ場合、多くは彼らの自己が、特定の社会場面（それに対応するタッチパネルのウィンドウ）の中に引き寄せられ、かつその中で彼らの認知・行動が「行き詰まり」をみせている。たとえば先ほどのシステムエンジニアは、次のように述べていた。「会社では、僕の仕事のやり方にいちいち注文をつけてきた。『勝手なやり方をしている』、『報告がたりない』。そのうちに上司たちは、『お前は史上最悪のエリート大学出身者だ』、しまいには『社会のルールに従え』、『人間らしく振舞え』と人格までをも否定され、わけのわからない社会指導を逐一され、そのうちにこちらも逃げられなくなって、頭が飽和状態になった」という。彼らはしばしば反論する余地も「口を挟む余地」もなく、周囲からの一方向的な情報の流入に完全に圧倒される感覚を体験している。このようなとき、先ほどの電機メーカーの技師は、「一方的な情報の流入（攻撃）で、完全に会社にコントロールされた」と述べた。彼のように高機能ＰＤＤ者には、相手側からの一方向的な情報（「ＰＤＤ型自己」のありかたを問う内容）の流入から逃げられない状態に陥ったとき、比較的容易に相手からの被コントロール感を抱きやすいことが推察される。ここまでくると、「妄想」は（逃げられないウィンドウの中の）自己の存在を巻き込むものとなる。

このようにみると彼らの「妄想」は、少なくとも放射状構図を持った妄想世界（一般型自己‐世界の虚像）の体験でない。

成人の高機能ＰＤＤ者におけるタイムスリップ現象と幻覚・妄想

成人の高機能ＰＤＤ者の「妄想」との関連で、もうひとつ挙げておかなければならない点は、先に述べたタイムスリップ現象（杉山）[174]である。たとえばＯ氏の場合、中学時代からごく一過性の、比較的単純な内容の幻覚・妄想らしきものが繰り返しみられた。つまり彼には、小学校時代にいじめられた相手に関するありありとした「幻覚（幻視と幻聴）」が存在し、「彼らがいじめにやって来た」という妄想らしきものがみられた。彼にはその場面がフラッシュバックのように蘇っていたと思われるのである。

これはＰＤＤ者に認められるタイムスリップ現象と解釈される。先にも触れたが（178頁）、ＰＤＤ者においては、過去の恐怖の記憶はそのままの形で心の一区画（ひとつのウィンドウ内）に残っており、そのウィンドウが半ば自動的に開かれてしまえば、彼らはありありとした情景（視覚・聴覚・身体感覚を含んだもの）を体験するのである。それは彼らにとって「今、ここで生じている」体験である（図５参照）。周囲から見れば、当然それは現実（現在）とは乖離した体験であり、この体験に対して「幻覚・妄想」という名称が与えられても不思議ではない。ときには現実とタイムスリップした世界が混交し、タイムスリップした体験に基づいて現実を「妄想的」に解釈することもある。

いずれにしても、タイムスリップ現象は過去のイメージ記憶の想起であるため、「幻覚（幻視、幻聴）」はありありとし、「妄想内容」は具体的である。なお、高機能ＰＤＤ者の精神病体験がこの現象と関係が深いとすれば、統合失調症の場合とは異なり、一次性の症状はむしろ「幻覚」のほうであり、「妄想」は「幻覚」に基づく二次妄想と解釈され得る。原田[45]が指摘したように、「幻覚」が消失するとともに「妄想」も失われることが少なくない。

高機能ＰＤＤ者の「妄想」の特徴

高機能ＰＤＤ者の「妄想」とは、以上のように、タッチパネル状の「ＰＤＤ型自己」構造と深く関連した現象と言えそうである。ここで重要なことは、いくら「妄想」世界が彼らに展開したとしても、それはタッチパネルのあるウィンドウ内で生じているものであり、「ＰＤＤ型自己」構造はそのまま維持されている点であろう。したがって高機能ＰＤＤ者の被害妄想は、当面主要となっている場面内（ウィンドウ内）での状況の危機を反映した事態と言える。その危機とは、多くの場合、周囲からの「一般型自己」的な認知・行動の要請によるものであり、その要請が軽減すれば自然に解消され得る。またウィンドウ内でたとえ激しい「妄想世界」の展開をみていたとしても、自己の全体構造はおびやかされていないため（タッチパネルのフレームは破壊されないため）、そのウィンドウが閉じると彼らは何事もなかったかのごとく生き始め、後に人格水準の低下を招くこともないといえる[45]。

なお「ＰＤＤ型自己」の特徴を考えると、彼らの妄想世界は、統合失調症患者の場合のように「被害者として」自己から世界全体を眺め、全人格的な反応に至ったストーリー（たとえば「出立」のテーマなど[88、89、206、208]、双方向的な対人関係の構築をめぐる発達課題を主題としたストーリー）を描き出すことはあまりない[50]。そこで問われるのは、統合失調症患者のように自己の存在そのものではなく、他者から受けている「被害」そのものである。したがって彼らの「妄想」は、状況依存的であり、その内容も体系化されることが少ない[73、79、153、177、182]のであろう[注34]。

（注34）筆者はここまで「妄想」という表現を用いてきたが、「　」が意味するところは、これが精神医学でいうところの妄想とは異なるという点である。それはあくまでも、周囲から妄想と解釈され得る現象に過ぎないことを、付言しておく。

第六部　広汎性発達障害と統合失調症との合併をめぐって

第一章　ＰＤＤと統合失調症との合併の考え方

ＰＤＤと統合失調症の合併について

ここまで人間の「こころの構造」と「一般型自己への志向性」の視点から、主に統合失調症と高機能ＰＤＤの精神病理およびその異同に関して述べてきた。両者に関して残された問題は、両者の合併があり得るのかということであろう。

第三部で述べたように、現在の操作的診断基準においては、両者の合併は存在し得る。その際ＤＳＭ-Ⅳ-ＴＲでは、ＰＤＤの発症が明らかに先行（厳密には三歳以前）し、かつ明確な幻覚妄想状態の存在（過去六カ月の状態像）が認められるときにのみ、統合失調症の追加診断が可能であるという見方をしている[78、180、202]（表3-1）。

ところでこの基準のもと、両者の合併をみてみると、その頻度はそれほど高くないとする見解が多い[183]。しかし実際には、一九八〇年代以降、青年期、成人期の高機能ＰＤＤと統合失調症の合併に関する報告は少なくない[26、38、45、79、102、114、165、192、201]。ここでまず注意すべき点は、成人になってしまうと、三歳以前のＰＤＤの存在の確認が得てして困難なこと、したがって報告例の中には、必ずしもＤＳＭに厳密に従えず、実践臨床における医療者の「勘」が大きな位置を占めているものもあると推察されることである。すなわち対象が成人の場合、操作的診断基準をもとにした合併論には限界が存在するのである。さらに厄介なのは、高機能ＰＤＤ者の持つ行動特性が、「一般型自己」を持つ者から眺めると、ことごとく

「陰性症状」にみえかねない点や、両者には周囲から了解され難い感覚の特徴（「圧力野」の病理）がある点である。これも注意深く見なければ、「誤診」や混同の大きな要因になり得る（第五部参照）。

以上から両者の合併を論じる際には、両障害の本質的な異同を見極め、合併がいかなる臨床的、精神医学的意味を持つのかを、改めて明確にしておく必要があるといえる。

自己の構図をもとにした成人の高機能ＰＤＤと統合失調症の合併の見方

第二部で示したように、ひとの「こころの構図」には格子と放射の二種類の原型が存在し、そのいずれの原図を優位に使用するかは、個人が持っている素質に左右され得ることが推察された。この視点で見た場合、ＰＤＤとは放射状原図を用いることが困難な一群であり、その中で高機能ＰＤＤ者とは格子状原図をフルに発展させて自己‐世界感を築いてきた人といえた。そしてその象徴がタッチパネル状の自己‐世界感、すなわち「ＰＤＤ型自己」であった。一方統合失調症に関しては、あくまでも「一般型自己」の成立不全が問題とされる病態であるが、彼らが個々人として本来持っているこころの原図の特性は、破瓜型、妄想型、緊張型という類型に反映されている可能性があった（図3-2参照）。

このようにこころの構図（原図）の視点で高機能ＰＤＤ者と統合失調症をみると、両者の合併をめぐる基本的な視点が浮かび上がってくる。それは両者の合併は、発達過程で「ＰＤＤ型自己」を構築することも、「一般型自己」の成立を目指すことも、どちらも可能な素質をもっているひとに限って生じ得るとする視点である。おそらくそのようなひとは、かなり限られており、それを図式化すれば図６のようになるのではないかと思われる。ここに示したゾーンＸが、まさに高機能ＰＤＤにも統合失調症にもなり得るゾーンである。

すなわち、自己を形成する際に利用する格子状原図の比率があまりにも高く、放射状原図の存在を意識できない者は、そのまま「PDD型自己」の発展を遂げる。しかし放射状原図を一定程度持っている者においては、「PDD型自己」の発展を遂げることもあろうし、生育史のどこかで「一般型自己」の成立に縛られ、その成立不全に直面することもあり得る（ゾーンX）。さらにもう少し多く、放射状原図への親和性を持っていれば、生活史の中で「一般型自己」の獲得の必要性を意識し、統合失調症を発症した場合には、より典型的な破瓜型となるであろう。ただしこのゾーンXの位置と幅は、生育環境に大きく左右されるものと思われる。たとえば周囲からの「一般型自己」の成立を要請されないような環境で育てば、一定の放射状原図を持っていたとしても、格子状構図がそのまま発展し、「PDD型自己」が形成されていくこともあると思われるのである。

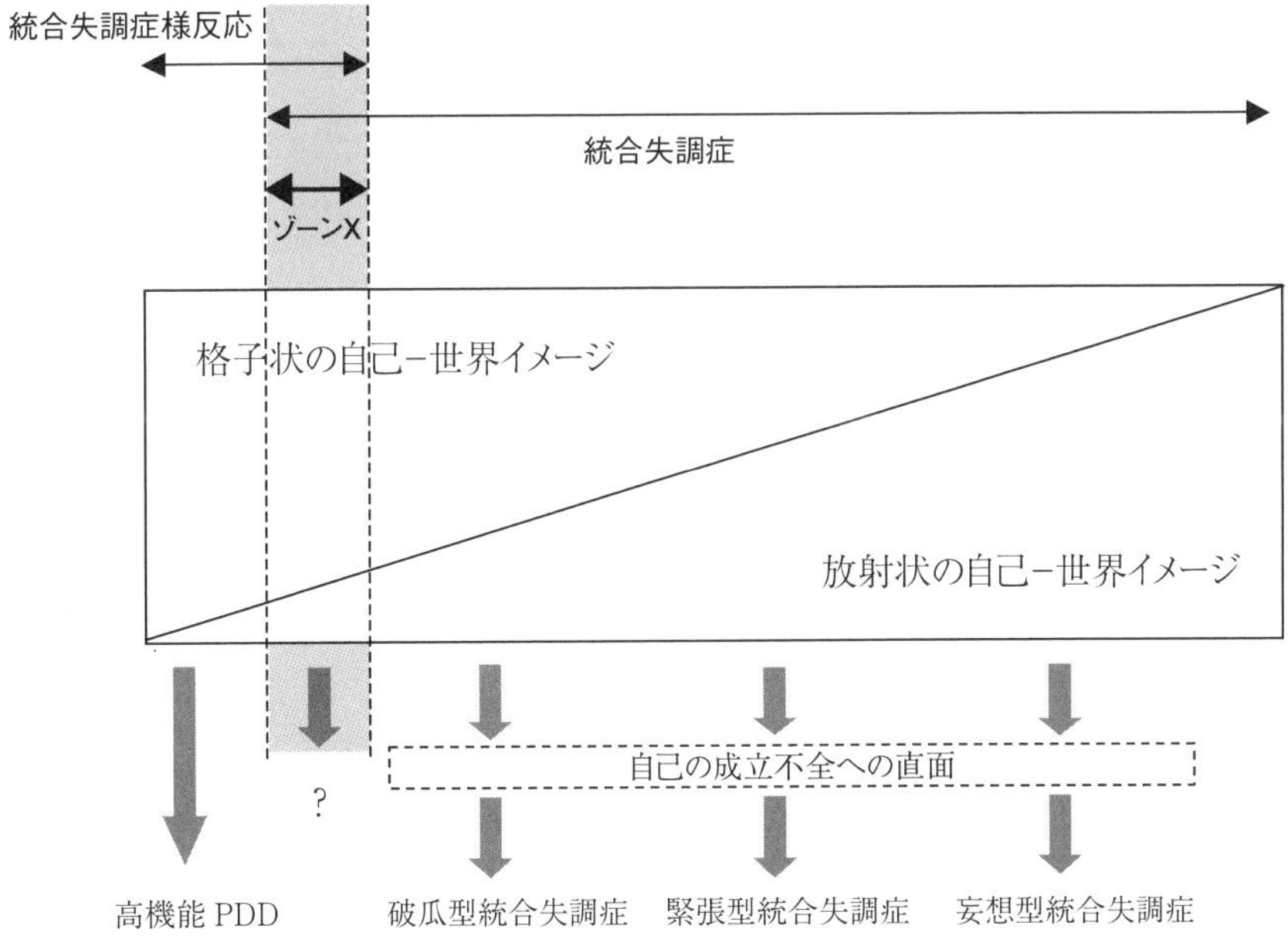

図6　格子状 - 放射状原図の比率と精神疾患との関係

ゾーンXが、高機能PDDにも統合失調症にも発展しうる位置である。このゾーンにある子どもたちに、①周囲からの「一般型自己」確立への要請が強く働き、②本人もその要請を強く認識すれば、思春期以後に統合失調症に至る危険が高くなるといえる。

第二章　スキゾイドと単純型統合失調症をめぐって

高機能ＰＤＤ者が自己を内省する場合

図６のゾーンＸに属する人たちは、子どもの頃に周囲から「一般型自己」の獲得を強く要請され、自らも「一般型自己」の存在に気づき、その獲得へとあくなき努力を行うようになれば、やがて思春期になって「一般型自己の成立不全」という事態を内省することもあろう。たしかに臨床場面においても、ブランケンブルグ（Blankenburg. W.）が述べた自然な自明性の喪失(22)(注35)を表現する成人の高機能ＰＤＤ者は少なくない。筆者の経験では、このような事例の場合、思春期まではむしろ高機能ＰＤＤ児としての特徴がみられ、思春期の比較的早い段階から自己にまつわる内省を始め、以後はこの問題にとらわれ続けることが多いと思われる。

事例Ｔ子

両親ともに教師の家庭に誕生した。幼少時からおとなしい子であり、母親が仕事に出ても特に泣くことはなかった。また母親は、Ｔ子には子どもの頃からこころが通わず、本人流の遊びが多く、誰もそれに立ち入れなかったと述べている。彼女の養育は近所に住む祖父母が行ったが、二歳ごろから「理由もなく癇癪を起こし、それを止めるのが大変であった」とのことである。幼稚園や小学校時代のT子は、友人が少なく（異性の方が気が楽であったという）、いつも本を読んで生活していた。言葉の発達に大きな問題はなかったが、小学校時代には「本で覚えた表現」を日常会話で使用したりし（「しいて言えば」、「そのようですね」など）、教師からは大人びていると評価されていた。しかし会話に感情がこめられず、友人も近寄りがたかったのではないかとT子自身は振り返る。

中学一年生の頃からT子には、「自分が普通の人とは違っている、普通の人の心が私にはない、皆のようにひとの気持が読めない、皆の前にいるだけで一歩出遅れている感じがする」といった悩みが出現し始めた。彼女はその苦痛を埋めるために「強迫的に勉強」すると同時に、文学作品を読破した。高校は全国的にも名の知れている進学校に入り、成績は常に学年でトップを維持した。彼女は、「トップに拘るわけではないけれど、トップが取れないと怖い」と述べ、一年生の二学期頃からは、身体症状（周囲からの圧迫感、頭痛、腹痛）にとらわれ、高校二年時には登校も困難となってきたため、筆者の元を訪れた。T子は筆者の前で、「実存的な悩み」をまるで哲学書でも読むかのように、抑揚のない、ときに難しい用語と不自然な（多少わざとらしい）声調を交えて語り続けた。T子に見られた主な精神症状は、離人症状ないし「自明性の喪失」、種々の身体症状の訴えであり、病態水準としては統合失調症の発症過程が危惧された。

現在T子は、某有名大学の大学院に在学している。この間一貫して「自明性の喪失」と身体症状（種々の「生《なま》の感覚」）を訴え続けているが、学問に対するエネルギーはそれほど低下していない（疲弊感はかなりあり、本人は以前に比して「気力や集中力が落ちた」とは述べている）。実際に彼女は、大学、大学院受験に成功している。交友関係

（注35）自然な自明性の喪失（Verlust der natürlichen Selbstverständlichkeit）とは、ブランケンブルグ[22]が統合失調症の基本症状とみた概念である。「自然な自明性」は、コモンセンスや共通感覚の領域に属し、他者や事物を前にして、その都度の判断や振る舞いを可能にしている基本的なルールにかかわるものである。これが失われると、日々の生活で前提とされている「当たり前なこと」が次々に疑問の対象となり、（当たり前に存在しているはずの）自身の経験の連続性が失われ、行動や判断の自発性さえも失われかねなくなる。[95]

はきわめて限られているが、これまでに数回男性との交際は行っている。いずれも高機能ＰＤＤが疑われる相手であり、お互いの「個」に触れ合わないことを前提とした関係であった。

ちなみに彼女は次のように述べている。「小学校の五年生の頃から、私にはそれまであった当たり前なものがなくなった。それまでは毎日毎日、何も考えなくてもビジョンが浮かび、そのまま生きていれば何でもできたような気がした。本を読んでもすぐにそのまま頭に入った。楽しかったかどうかは分からないけれど合格だった。小学校五年生頃から、親からも先生からも友達を作りなさいと言われた。友だち？　友だちって何？　私にはわからなくて、多分その辺から人間探求が始まったのだと思う。そしたら自分にあったはずのビジョンもわからなくなって、カオスの世界に入った。周りの人が持っている自我が私にはないと気がついた。でも自我ってどうやってできるのかが私にはまったくわからないし、そのデッサン能力が私には全然ない。コンピュータのような要素の繋ぎあわせで自我ができるのなら、まだ対応の仕様もあるのだけれど」。

Ｔ子の場合、幼少時の特徴からはＰＤＤが疑われる（ちなみにＴ子に実施したＰＡＲＳでは、幼児期ピーク項目が十六点、思春期・成人期項目が十八点であった）。現在の彼女に幻覚妄想といった精神病性の症状は認められず、したがって操作的診断基準でみると、統合失調症は否定的である。しかし彼女の場合、内省傾向がきわめて強く、自我の問題に直面し続けており（「一般型自己」の喪失感）、従来の診断であれば、その病態は単純型統合失調症（内省型）に位置づけられる可能性がある。すなわち病態レベルでいえば、高機能ＰＤＤに単純型統合失調症（内省型）が合併している事例と言えなくもない。

高機能ＰＤＤと単純型統合失調症、スキゾイドについて

ここで改めて単純型統合失調症に注目すると、それは破瓜型以上に幻覚・妄想が目立たず、陰性症状が主体で、「潜行性だが進行性に発展する」病態である。[196] この特徴は、潜行性という意味ではこころの構造との関連を、進行性という意味では「一般型自己」の成立不全との関連を喚起するものである。そこで高機能ＰＤＤとの関連も含めＴ子にみられた「陰性症状」を見直してみると、表5-2、5-3で取り上げたＰＡＲＳの項目のうち35、37、40、42、43、44、45、54がみられ、その中でも「44 人の気持ちや意図がわからない」や、第五部ではあまり注目しなかった「43 抑揚の乏しい不自然な会話をする」、「40 難しい言葉を使うが、その意味をよくわかっていない」といった行動特性が浮上してくる。

まず項目44であるが、これにまつわるこれまでの症例記述の秀逸は、ブランケンブルグ[22]の症例、アンネ・ラウにおけるものであろう。彼女の病理は「自然な自明性の喪失」という概念の中におさめられ、また彼女の診断は統合失調症の分類で言えば、単純型統合失調症に該当すると思われる。ただし彼女の診断をめぐっては疑義も多く、近年ではその基礎障害が「アスペルガー症候群」ではないかとする見解も散見されている。いずれにしても「自明性の喪失」という概念が、「ＰＤＤ型自己」からみた「一般型自己」とのズレを表したものである可能性が示唆され、また単純型統合失調症という概念が、格子‐放射スペクトラムで言えば、ゾーンＸの人たちが示し得る病態であることも十分に推察されると思われる。

次に上記の項目43に注目すると、「抑揚の乏しさ」だけに注目すれば、それは会話に自己固有の感情をこめることができないことに起因し、慢性期統合失調症患者の「陰性症状」との関連で解釈され得るが、「不自然さ」が強調されると、同じ43でも統合失調症としては限られた一群にみられるものとなろう。従来の記述で言えば、それは「わ

ざとらしさ（Manieriertheit）」[注36]と解釈され得る症状に通じるところがあり、このような患者にはT子におけるように、とくに上記の項目40もみられやすい。これらの項目は、たんに「人間としての機能」の障害にとどまらず、ある種の人間の類型に目立つ特徴といえる。ちなみにこれらは、歴史的にはスキゾイド（schizoid）との関連で捉えられてきた特徴であり[21]、したがって患者の持つ精神構造も考えるべき内容と思われるのである。

さてスキゾイドとは、ブロイラー[24]が、人格変異の正常範囲内ではあるが、自閉的で疑い深く神経過敏な人に対して用いた概念である。彼はこのような特性を、自分が診ている統合失調症患者の半数の発病前史で確認し、その人々は幼児期から他の子どもと遊べず、わが道を行くために目立ち、その奇妙で知的な性格のために「変わっている」、極端な場合には「異常である」と見られていたと記載した。一方現在では、スキゾイドとＰＤＤとの関連が注目され[97]、とくにエジンバラの児童精神科医、ウォルフ（Wolff, S.）[195]は、アスペルガーによる「自閉的精神病質」と同じ問題を抱える子どもたちが成人のスキゾイド・パーソナリティに類似していることから、幼児スキゾイド・パーソナリティの概念を提示した。現在でもスキゾイド・パーソナリティと、成人期のアスペルガー症候群が同一のものではないかという見解が存在している[94]。以上からスキゾイドとは、かなりの格子状の原因への親和性をもった人たちであり、また格子‐放射スペクトラムで言えば、ゾーンXないしより格子状優位の人たちが示し得る性格類型とみることもできる。

以上から改めてゾーンX近縁の人たちを見直してみると、成長して「ＰＤＤ型自己」の特徴がより強調されればスキゾイドという性格類型に、「一般型自己」の成立不全に直面すれば単純型統合失調症に位置付けられ得ることが示唆された。

（注36）わざとらしさとは、本来目標志向性運動の途中に、必要のない無意味な動作が挿入されることをいう[80]。

第三章　統合失調症・構造化不全群の再考

発症した統合失調症から気づかれるＰＤＤとの接点

先の事例は、ゾーンＸの自己を内省する臨床例であるが、このゾーンの人たちの中には、このほかにもより激しい不安を表出する「急性期」をもつ一群が存在することも想定し得る。

このようなゾーンＸ近縁の事例は、これまでの統合失調症の報告例を見てみると、思春期に発症する統合失調症患者として記述されてきた症例の一部に見出せるように思える。彼らには先に述べた「生《なま》の身体感覚（知覚）」のほか、「生《なま》の不安（むきだしの不安）」が目立ち、一方で精神病体験（放射状構図を持った妄想世界の構築）は断片的であり、周囲の者に不安に対する保障を求め続ける。第三章では、筆者が体験したゾーンＸに含まれると思われる一群、すなわちかつて筆者が構造化不全群[55、58]と命名した一群を提示する。ここでは彼らを、改めて格子・放射スペクトラムの視点で見直し、同時にＰＤＤとの関連を確かめてみたい。

統合失調症・構造化不全群とは

統合失調症・構造化不全群とは、一九九〇年代に筆者ら[55]が急性期入院病棟で体験した、比較的若年発症の男性統合失調症の一群（命名自体は一九九九年に行った）[58]である。彼らの病理の特徴を簡潔に述べると、まずこの一群には、漠然とした自我障害が比較的若年から生じる。統合失調症性の症状としては、幻覚・妄想、自明性の喪失、自生体験を思わせる表現など多彩なものがみられるが、いずれも浮動的で定まらない。彼らの基底にあるはずの不安や緊張すらも浮動的で、ときには緊迫感が伝わりにくく、一見軽症にみえることすらある。しかし不安自体はきわめて強く、いったんそれが出現すると、死への衝動性が突然激しく表出されて自殺企図を繰り返しやすい。彼らを特徴づける症状はいわばむきだしの不安といえ、その対応に治療者は困惑させられる。さらにまた、治療の過程で極度の退行やアンヘドニア（208頁参照）がみられ、それらへの対応も困難である。

以上は、彼らをとりあえず統合失調症と見て、その特徴を綴ったものである。当時筆者らは、このような彼らの病理を、個の創造性よりも知識重視へと変化してきた現代文化を反映したものと捉え、現代の新たなタイプの統合失調症と解釈した。ちなみに構造化不全群を生み出した現代文化の特徴を少し述べれば、それはあまりにも自然科学的思考が優位に立ち、既成の知識が重視され、子どもたちに創造性が育まれる余地が減少している文化である。当時子どもの遊びの中心となっていたファミコンやリトルリーグも、既成のルールのもとでの遊びであり、やはり真の創造性を育みにくい面を持つと言えた。つまり現代という時代は、そもそも自ら何かを創造するという根本姿勢、すなわち「アプリオリな創造性」が育まれにくいと考えたのである。

ところで筆者が彼らを「構造化不全群」と呼んだのは、症状レベルでは、神経症様症状、初期統合失調症症状[153]、陽性症状（妄想気分・幻覚・妄想）、自明性の喪失を思わせる内省など、あらゆる症状が突発的・浮動的に生じるが、全体として確固とした妄想世界へと収束しない点に基づいている。つまりここでいう構造とは、精神病世界の構造のことである（もちろんそこに成立不全を来たした自己の構造が反映されている）。さて上述のこの一群の特徴を、あらためて自己の構図のスペクトラムの視点で見直してみると、とりわけ前記の傍点を振った箇所は、かなり高機能ＰＤＤ者的色彩（格子状でイメージ化されるこころの構造の特徴）を放っている。

そこでここでは、かつて筆者らが考察した症例のうち、一例を提示して再検討を試みる。

症例Ｅ氏

初診時十七歳、男性（文献55、58の症例２）

生活史：サラリーマンの家庭に、二人兄弟の長男として誕生した。幼少時より非社交的で「自己主張ができない」性格、一方で「神経がこまやか」で、物事の順番などにやかましく、それがかなえられないとＥ氏は癇癪を起こした。母親はＥ氏が友人を作ろうとしないことを心配し、小学校一年時にリトルリーグや学習塾などへ通わせたが、彼は馴染むことができず、「いじめ」にあい、その後のＥ氏は常に「友だちに悪く思われるのではないかとビクビク」した。なおＥ氏の父親は「偏屈な人」（Ｅ氏の陳述）で、このようなＥ氏に対して「男らしくない、これでは駄目だ」と言い続けたという。中学進学後まもなく、Ｅ氏は父親が触れた物をひどく嫌い始め、また「自分で自分を操作し、わざとらしさを感じ」始めた。中学三年の三学期には、「高校受験のための体の調節」と称して学校を欠席したが、その際父親から激しく叱責され、以後父親との関係はいっそう悪化した。なお受験の際には試験用紙を白紙で提出し、志望校には入学できず、結局第四志望の高校に入学した。

現病歴：高校入学後、学校での孤立傾向はさらに強まると同時に、Ｅ氏は「いっそう自分で自分を操作し、わざとらしくなった」という。またそれまで上位であった成績も下降を続け、家ではファミコン三昧となった。一方でＥ氏は「自分を鍛える」と言って登山部に入部したが、「登山中も感動はなく、おかしい」と感じた。二年時の一学期には鼻閉感や胸部苦悶感が増強し、近医の受診を繰り返したのち心療内科を紹介された。その際、統合失調症を疑われ、薬物療法を受けたが軽快せず、抑うつ気分が増大して自宅に閉居、また些細なことでガラス窓を壊すなどの暴力行為や衝動性が出現したため、高校三年の六月、入院治療を目的に筆者の勤務していた精神科病院を紹介された。

治療歴：入院時E氏は、「つらい、ただ漠然とつらい」と語り、その理由は答えられなかった。また、「同級生の女の子のことが浮かぶ」、「父親に怒られた時のことが浮かぶ」など、数種類の自生体験に苦悩し、同時に「暴れたくなる、死にたくなる」と述べ、看護師を突然殴るなどの衝動行為も散発した。入院一週間後、E氏の「つらさ」は増大し続け、衝動的な自殺の危険も高まったため隔離室が使用されたが、その後も同様の症状が持続した。一方、隔離室使用後一週間目からは退行が顕著となり、保護的に接する中年の男性看護師に、「ずっとここにいて下さい、お話をして下さい」と執拗に依頼し始めた。また吐き気や微熱、頻脈などの自律神経症状も目立ち、「大丈夫ですよね」と、やはり執拗に確認していた。われわれはこの時期、E氏の極度の退行を受容し、しだいにE氏は看護師や主治医に、登山の思い出などを繰り返し語り始め、E氏の「つらさ」に対する表現も、「父親に怒鳴られたようにつらい」などと言語化できるようになってきた。また徐々に自殺に対する衝動性も減少した。

入院三カ月目、E氏は多人数部屋に転室したが、熱発や吐気に関する訴えと、それが「大丈夫である」ことを保障してもらうためのスタッフへの確認は続いた。退行も相変わらずみられ、同室の中年の統合失調症患者に絶えず寄り添い、このような二人の関係は入院後十一カ月まで継続した。一方で入院後四カ月半頃からは、他患に唐突に近付いては、あたかもからかうような一方的な言動も散見された。しかし入院八カ月目から頻脈を執拗に気にして「息苦しい」と訴え、また「デールームの音が響いてきて苦しい」といった音への過敏性も増強し、一時耳栓を使用していた。入院後十一カ月、しだいにE氏は同年代の非侵襲的な男性統合失調症患者数名と交流を始めたが、単独で過ごす際には快感が得られない（アンヘドニア）という苦悩が目立った。この時期よりE氏は外泊を試み、一年七カ月目に退院となった。

しかしその後もアンヘドニアは持続し、これに対してE氏は、「楽な人と一緒にいる以外には、解決の方法はない」と語っていた。退院半年目、「神経過敏」と衝動行為、「嫌な考えが浮かぶ」などの自生体験がふたたび増加、「誰かが傍にいないと不安」になったため、退院一〇カ月目に二回目の入院となった。このときの入院は約半年であった。

入院中は「つらい」と述べ続けたが、「一回目の入院とは質が違う」とのことであった。しかしそれ以上は言語化できなかった。

二度目の退院後も「つらさ」には変化がなかったが、退院四カ月目、E氏はファミコンを始め、父親への批判的な発言もみられ始めた。退院一年五カ月目（二二歳）、E氏は自ら一回目と二回目の入院の「つらさ」の質の違いを言語化し始めた。すなわち前者（第一のつらさ）は、「自分に核のようなものがないので、何も生まれず、『昔の嫌なイメージ』に圧倒されてしまう。それを防ぐには誰かに全面的に頼るしかない」という質であり、後者（第二のつらさ）は、「無条件に『楽しめない』、何も意味が見えず、結局いつも誰かに『百パーセント楽しませてもらう』しかない」という質であるとのことであった。なおこの時期「第一のつらさ」は減じたが、「第二のつらさ」は減じた感覚はなく、それが解消されないと将来は見えないとも語った。退院二年半目、E氏は「心の余裕が出てきたのに、それが機能しない」、「心の余裕とは、『自分の核』、それがきちんと機能すれば自ら『楽しい感覚』になれる」と語っていた。

発症十三年目（三〇歳）時点のE氏は、全体的にエネルギーポテンシャルが下がり、情緒的な表現はあまりみられない。以前ほどではないが過去の記憶想起はみられ、同時に「身体に響くようなつらさ」を体験するという。また気分の変動も顕著で、母親は疲労困憊している。

構造化不全群の症状の特徴――「生《なま》の不安」とアプリオリな創造性の欠如

E氏を含む構造化不全群の症状の特徴を精神病理学的に考察すると、彼らには陽性症状があったとしても妄想気分が主体であり、それも浮動的であった。一方で、衝動行為や希死念慮に直結しかねない侵襲的な自生体験らしきもの、そして不安（「つらさ」に代表される言語化されにくいもの）、多彩な自律神経症状（熱発、頻脈、胃腸症状）、音に対する過敏性が目立っていた。ここから言えることは、彼らの病理の特徴が「生《なま》の不安」、「生《なま》の体感」に苛まれていた点にあり、彼らの病理は「意味野」（妄想に代表される「意味」をめぐる病理）よりも、「圧力野」にあったといえよう[92、93]。

当時筆者らは彼らを、「（一般型）自己」の成立不全という視点から統合失調症と捉え、先述のように現代文化との関連から考察した。そして現代においては、そもそも自ら何かを創造する根本姿勢、すなわち「アプリオリな創造性」が育まれにくいことに、このような一群の出現の要因をみた。たしかに「アプリオリな創造性」がなければ、それは統合失調症の病態に大きな影響を与える。つまり発症前夜から発症過程において、孤立無援の状態に陥っている統合失調症患者にとって、まず必要なことは、「アプリオリな創造性」を基盤にして妄想の産出や内省へと向かわせる姿勢（「意味野」の病理の構築）なのである。反対にこの創造性に支障があるとその実現は困難であり、一定の形態をもった妄想や内省の態度を生み出すことも難しいといえよう。構造化不全群においては「意味野」の病理を展開できず、多彩な症状が形成されかけてもことごとく結実せず、その結果彼らは不安をなんらかの形で対象化することもなく、「生《なま》の不安」に翻弄されていたものと思われたのである。

構造化不全群の自己の特徴

さてこの一群を自己の構造（こころの構造）から見直すと、彼らには一定の（安定した）妄想や内省、ないしは自閉を生み出すための構造がほとんど形成されていないようにみえる。さらに言えば、彼らの内界には不安を加工するための構造、ないしは基盤が希薄であるかのようにみえる。

一方で彼らには、「ＰＤＤ型自己」を思わせる特徴が随所にみられた。たとえば彼らの場合、種々の陽性症状のみならず不安や緊張もその都度変転しており、不安や身体感覚に「個」としての意味を見出しにくく、生《なま》の不安や生《なま》の身体感覚を体験するなど、タッチパネル型自己の症状の特徴が現れてもいる。このことは彼らの自己‐世界が、破瓜型統合失調症以上に格子状の原図をもとに構成されたものであり、逆に彼らは破瓜型以上に放射状原図を本来的に利用しにくい人たちであることを示唆しているともいえよう。つまりこの一群は、統合失調症とはいっても、格子‐放射のスペクトラムで言えば、図６のゾーンＸに入る一群とみるができるように思われるのである。

そこでゾーンＸの視点に立って、改めて彼らの生活史を振り返ってみると、Ｅ氏には物事の順番へのこだわりやかんしゃくが目立ち、また対人関係では、交友関係の構築が極端に不得手であったばかりでなく、友人を作ろうという姿勢があまりみられなかった。ほかの構造化不全群の症例でも、幼少時より頑固さや我の強さが目立ち、対人関係では「一人遊び」や「一方向的な対人関係」が少なからずみられていた。つまり発達史的にみてＰＤＤのそれと重なる特徴が少なくない。少なくとも彼らが放射状原図を利用して「自己」を築き上げようとする素質を、あまり持っていなかったことは示唆されよう。

一方で、彼らの生活史には次のような共通した特徴もまた認められた。Ｅ氏の場合には父親から「男らしさ」を厳しく要求され続け、母親からはリトルリーグや学習塾での対人関係の構築を要請され続けた。他の症例でも、両親から「人間としての礼節」や「他人との共感性」を厳しく要求され続けた者、父親からスパルタ的な人間教育を受けた者などがあった。これをみると彼らの家庭では、いわゆる「一般型自己」の育成のための厳しい教育が行われていたことが窺われる。つまり彼らは、不適応を起こしながらも、「一般型自己」の成立を半ば当然の課題として心に刻んでいった可能性がある。

他者への確認と激しい退行をめぐって

さて以上のようにみると、治療過程でみられた他者への確認や極度の退行もある程度了解が可能となる（ちなみに構造化不全群では、筆者が経験した七症例中五例に激しい退行が認められた）。彼らの他者への確認はあらゆることに及び、その本質は「個の成立」ないし「固有の世界観の成立」を支える、原点（症例Ｅ氏のいう「核」）をめぐるものであったともいえよう。またこのような問題を抱えている彼らが、一個の人間として存在しなければならないとするのであれば、彼らは幼児に戻るしか方法がなかったとも思われる。つまり彼らの「そばにいて下さい」、「御飯を食べさせて下さい」、「お尻を拭いて下さい」、「すぐに来てください」といった他者への[55,58]姿勢は、自己を描きようにもその基礎的な精神構図を見出せない彼らの姿を象徴しているようにも思われるのである。

さてこのような彼らをみていると、典型的な破瓜型統合失調症患者とも高機能ＰＤＤ者とも異なる彼らの特徴が浮かび上がってくる。破瓜型統合失調症患者の場合、「生《なま》の感覚」に圧倒されやすいものの、放射状構図をもとにした妄想世界をまったく描けないわけではなく、急性期には多少なりとも「意味野」の病理が認められる。したがって構造化不全群のような「むきだしの不安」はそれほどまでには認められない。また高機能ＰＤＤ者の場合、おそらく放射状構図の概念により乏しく、「一般型自己」の形成への絶対的な執着はみられにくい。そしてその分、「ＰＤＤ型自己」の強固な構造を作り上げる。「むきだしの不安」がみられても、たとえば他のウィンドウが開けば、不安はまるでなかったかのごとくに解消される。

このようにみると、彼らの執拗な確認と激しい退行は、「アプリオリな創造性の欠如」もさることながら、格子状原図も放射状原図も発展させることができぬまま、「一般型自己」にとらわれ続けてきた彼らが示す、ひとつの帰結とも思われるのである。

寛解前期とアンヘドニアをめぐって

構造化不全群では、入院治療の後半からほとんどの症例で「アンヘドニア（快楽喪失）」（Anhedonia）が出現し、かつ長期間この症状に苦悩していた。患者によればこの体験は、苦悩というよりも全身・全世界に染み渡る苦痛のようであり、喩えようもなく、耐え難いものであるという。筆者の経験では、アンヘドニアは高機能ＰＤＤでも少なからずみられるが、既存の研究ではその典型は、統合失調症寛解過程[147]における寛解前期にみられるとされてきた[90]。ここでは寛解前期の病態をたよりに、この現象に多少迫ってみる。

寛解前期とは、統合失調症の急性期にみられる不安が減退する時期である。この不安の源泉は、松本[120、121]によれば「自然な差異（仮称）」の消滅にあるという。つまり、一般にひとは自‐他、主‐客、内‐外を「自然な形」で解離し、「世界との親しさ」（「自然な差異」）の中に生きているが、急性期の統合失調症患者の場合はこれが消滅し、不安という形態をとるというのである。

さてこのような「自然な差異」、「世界との親しさ」という感覚であるが、通常は「一般型自己」に代表されるような自己が成立しているときには、当たり前に感じられるものと考えられる。これまで述べて来たこころの構造でイメージ化すれば、両原図を自分なりのスタイルで取り入れ、順調に自己‐世界を構築できている（胎蔵界的ないし金剛界的な構造を築いている）ときと言ってよいかもしれない。逆に言えば、自己の成立不全を来たした統合失調症患者にはそれが不可能なのである。第三、五部で述べたように、この不安への防衛（水際の闘い）が妄想形成として現れ、これらが急性期の病態を構成する。寛解前期とは、このような急性期における水際の闘いの後のエネルギーを使い果たした状態を指す。この時期には、もはや彼らは不安に翻弄されることはなくなるが、「自然な差異の消滅」の感覚それ自体は残存しており、ときにそれがむきだしの形で迫ってくる。「自然な差異の消滅」した状態では、ひとは「個」を育む種子をみつけようとしても、その手がかりすらないのである。この状況下でアンヘドニアという症状が出現するものと思われる（注37）。

ところで、このような視点でアンヘドニアを見直してみると、この症状は放射状原図の利用が困難な構造化不全群においても単純型統合失調症においても、いったん彼らが「一般型自己」の獲得の意志を持てば、容易に出現し得る症状といえる。すなわち、いったん「一般型自己」が持っている「意味野」に身を置こうとした者は、それがかなわないとき、「意味」の喪失を体験し、すべての事象への自然な親しさが見出せず、アンヘドニアが出現し得るのである。それは対処しようのない、「生《なま》の感覚」として体験されるのであろう。

構造化不全群の位置づけ――ＰＤＤと統合失調症の合併をめぐって

ここで構造化不全群を改めてこころの構図を考慮して見直すと、彼らは生来、格子状原図が極めて優位な人たちであった。一方で彼らは、幼少時より「一般型自己」の成立に固執させられ、彼らもまた「一般型自己」を求めようとする一定程度の素質を持っている一群であることが推察された。したがって、格子‐放射構図のスペクトラムで見れば、この一群はやはりゾーンＸに位置していると考えられる。急性期の彼らには、持続性はないものの精神病症状が認められ、しかもその基底には「一般型自己の成立不全」にまつわる不安が存在していた。その意味で彼らは、ＰＤＤに統合失調症が合併したものとみることも可能かもしれない。

いずれにしても、ゾーンＸに位置する者の中には、たとえ「一般型自己」の成立不全に直面し、彼らなりに「一般型自己」の成立を目指したとしても、破瓜型統合失調症と同じようにそのこころの構造（放射＋同心円状の構造）を思い描けず、また破瓜型ほど妄想世界（比較的単純な放射状構図でイメージ化される世界）もできにくい。その分彼らには「生《なま》の不安」が露呈し、「圧力野」の病理に苛まれるものと思われる。

以上、筆者の見解では、疾病学的にＰＤＤと統合失調症の併存があるとすれば、人間としてはゾーンＸの範囲に属する症例なのではないかと思うのである（図６）。すなわちＰＤＤと統合失調症との合併は、ごく狭い範囲の生来的素質を持ったひとに生じ得る現象であり、実際にはそれほど多くはないものと思われる。ただしこの両者が合併した際には、実存を巻き込んだ生《なま》の不安が長時間持続する危険がある。それが内省傾向の強い単純型統合失調症、行動化傾向の強い構造化不全群であり、筆者の経験では重篤な例が少なくないように思われる。それは統合失調症の側からみれば難治例、ＰＤＤの側からみれば実存に直面した危機的事例ともいえよう。（注38）

もちろんこれは、第六部の冒頭で述べたように、操作的診断基準に準拠した合併論ではない。患者をひとりの人間として見たとき、ＰＤＤと統合失調症が合併する意味はいかなるものなのかを問うたものである。

（注37）中井[147]は寛解前期において、患者自身が感じる「繭に包まれた」感覚を重視している。ただし中井の論は、あくまでも自己の再建の過程を述べたものである。「繭に包まれた」感覚もまた、その順調な再建を前提として語られた現象であり、それは急性期の不安からの疎隔のみならず、「自然な差異の消滅」の感覚からの疎隔をも可能にしてくれるものといえよう。それは「生《なま》の感覚」から個体を守ってくれる、原初的な保護機能をもった現象でもある。逆にいえば、寛解前期にこの保護機能が作動しないと、患者は「自然な差異の消滅」の感覚に直面し、その後の自己の再建が困難になる危険が生じ得ることを示唆する。

（注38）ゾーンXとして筆者は二つの病態を挙げたが、従来の精神医学概念の中には、このほかにもここに入り得るものはいくつか存在すると思われる。ひとつは単純型統合失調症の、いわゆる「非内省型」である。彼らの典型は社会の枠組みからはずれた生活を送っており、かつて永田[142]が指摘したように、放浪を行なう者も少なくない。筆者の私的な見解を述べれば、彼らもまた「内省型」と同様のこころの構造を生来的に持っており、「一般型自己」の確立への必要性を認識できているのではないかと思うのである。社会を避けながら生きる彼らの生き方自体、一種のコーピングとも思われる。

もうひとつ挙げておけば、類破瓜病という概念もまた、ゾーンXの近縁に位置する人たちの特徴を指している可能性がある。類破瓜病とはカールバウム[86]が破瓜病の亜型として提唱した概念であり、したがって従来は統合失調症の枠の中で捉えられてきた類型である。この類型の（統合失調症としての）発症は青年期であるが、いわゆる陽性症状は目立たず、むしろ非行や犯罪との関連性が問題となる。この類型のさらなる特徴は、精神的能力の低下（おそらくエネルギーポテンシャルの低下と関連すると思われる）はなく、「天与の状態を保つ」とされている点である。[101]カールバウム自身は、これが精神疾患であるかどうか疑問を持ちながらも、遺伝的な負因や発達の問題との関連をみているところがある。以上のような類破瓜病の特徴を総括すると、彼らは成人のＰＤＤの一群である可能性が否定できない。ただこれまで統合失調症との関連でとらえられてきたという一点に注目すれば、ゾーンXの近縁に位置するのかもしれない。

おわりに

心理学と精神病理学の基本視点をめぐって

本書では、「ひとのこころの構造」と十九世紀以降の心理学・精神医学が依拠してきた視点とを照合しながら、高機能ＰＤＤ、統合失調症、「非定型精神病」の本質を筆者なりに再考し、さらに統合失調症と高機能ＰＤＤとの異同や合併に関して述べてきた。

これは冒頭で述べたように、臨床現場や生活場面における素朴な疑問に端を発した課題であったが、いざ筆を取ってみると、その取り組みには想像以上の困難が待ち構えていた。そもそも成人の高機能ＰＤＤの精神病理を、総体的に論じた研究や成書はほとんどなかったし、統合失調症や「非定型精神病」をこころの構造にまで立ち戻って詳細に論じた心理学的・精神病理学的研究も、これまであまりなかったからである。

本書の執筆を終えて改めて振り返ってみると、このような先行研究の少なさは、どうも十九世紀以降の心理学や精神病理学が持つ本質的な前提（理論構築の前提）によるところが大きいように思われた。もちろん筆者自身も、先人が築き上げた理論や方法論から、多くのものを学んできたことに相違はない。しかし、それだけでは解決しきれない問題も臨床現場にはいくつかあったことは、「はじめに」で述べたとおりである。最後にここでは、本書で述べた事柄を、多少広い視野で整理してみたいと思う。

さて、これまでの心理学や精神病理学の視点を改めて見直してみると、それはあくまでも、その時代の社会を生きている人たち（患者）の「こころ」の様態を出発点としていたと言ってもよいであろう。筆者もまたそれが、精神科臨床ないし心理臨床の王道であると信じる。ただ忘れてはならないことは、それを論理化、体系化しようとすると、どうしても「健常」ないし「正常」とされる人間像を設定する必要が出てくる点なのであろう。つまり心理学や精神病理学では、まずその時点ですでに「健常」ないし「正常」とされる人間の精神様態を仮定する作業を行っているのである。いくら臨床家と言えども、ひとつの定まった支点なしには、学問や治療の体系を築くことが難しいからなのであろう。

もう一つ忘れてならないことは、支点とした「健常」ないし「正常」の内容に、実は文化や時代が持つ価値観が内包されていたことである。しかもそれは、心理学や精神病理学の体系化を主に担った欧米における価値観であり(注39)、また体系化の時期が、自然科学の発展と同時に国際化が進み始めた十九世紀後半から二〇世紀であったことを鑑みると、欧米のその時代の人間の「健常」ないし「正常」像が、そのまま世界の基準となってしまった感すらある点である。その詳細は、第二、三部で柴田の見解を援用して述べたとおりである。(171)

代表的な「精神病」である統合失調症に関してみても、その概念の誕生からして、十九世紀後半から二〇世紀にかけての欧米文化の「健常」ないし「正常」概念を支点としていた。つまりそれは、「一般型自己」ないし「近代自我」の機能のあり方を前提として発展してきた疾病概念であったといえよう。そして当然のことながら、その精神病理や心理の探究も「一般型自己」の機能の障害を前提に（支点として）なされてきた。つまりわれわれは、現在目の前にいる統合失調症患者の中に、「一般型自己」の成立と対比して、その「異常性」がいかに生じ、いかなる症状（異常心理）が認められ、いかなる適応が期待されるかを論じてきた歴史を持つのである。つまりわれわれは、すでに成長してしまった統合失調症患者の特異な姿を出発点として、その病理やその原因を語ってきたと言っても過言ではなかろう。

ＰＤＤをめぐる精神病理学の基本視点から学べたこと

今回筆者が取った視点は、明らかに今までの精神病理や心理学の常識に反する方法といえるかもしれない。つまり高機能ＰＤＤを比較対象とすることで、「発達」を回顧的にではなく、そもその出発の時点の特徴から捉える必要が出てきたのである。しかし誕生時の心理に関しては何人も知る由もなく、このような精神病理学的探究は曲芸的なものになりかねない。

以前に筆者は、成人の高機能ＰＤＤの精神病理を述べるに当たり、彼らが成長の過程で環境からの実に様々な影響を受けていること認めながらも、彼らには共通した自己‐世界の基本構図が存在することに注目した(67)。同時に健常者といわれている人々が持っている（と思われる）基本構図に関しても考えてみた。そこで抽出されてきたのが、格子と放射という二つの構図の原型なのである。この二つの原図は、世界中に遍くしかも時代を超えて存在しているものであり、その意味で文化や時代に左右されない、こころの構造を形作る生来的な原図を表現しているように思われる。またそれらは、バロン‐コーエンらによる最新の心理学（脳科学）、すなわちシステマイジング‐エンパサイジングという二つの動因仮説とも、さらには左脳‐右脳の機能をめぐる知見ともそれほど大きな齟齬を来たさない視点でもあった。

本書で考察してきたように、いったんこのような視点の転換を行うと、これまでの心理学や精神病理学が、暗黙のうちに唯一絶対のものとして仮定してきた人間の精神の基準が、理想化された自己‐世界感のひとつであった可能性

（注39）もちろんこれが唯一の支点ではないという反省が、随所でなされていたことは確かである。ＤＳＭ‐Ⅳ‐ＴＲにおける文化結合症候群の設定もその一つの形と言えよう。しかしこのような反省があることや、文化結合症状群という概念が提示されたこと自体もまた、暗黙のうちに精神医学や心理学の根幹に西欧の価値基準が存在していることを裏付けているように思われる。

が浮上してくる。それと同時に、あらためて統合失調症の精神病理や高機能ＰＤＤ者の心理特徴を、偏りのない視点から再構築していく必要性が示されると思われたのである。

統合失調症の精神病理学と生物学的精神医学をめぐって

さて、現代という時代を考えた時、高機能ＰＤＤ者の臨床心理学的、臨床精神病理学的理論の探究の必要性や、統合失調症および「非定型精神病」の精神病理の再構築の必要性が生じた背景には、筆者には大きく二つの理由が存在するように思われる。

そのひとつは、二〇世紀末からの精神医学における時代の流れである。現在の精神医学は、生物学的精神医学と操作的診断基準の視点に占有されつつあると言っても過言ではなかろう。医学が科学の一つである以上、科学的な真理を追求しようとする姿勢が、このような状況を作ったとしても何らの不思議もない。この点に私論を挟めば、筆者もそのこと自体が一概に誤った方向性であるとは思わない。ただ問題に思うのは、そこでは精神障害を持つ一人間としての患者像が、どうしても軽視されがちになることである。いや、科学自体は決してそれを軽視していないのであろうが、そこから導かれた結果に患者像が十分に反映されていないように思われてならない。これに関しては、精神病理学の諸兄も繰り返し警告を発してきた(138)。

さて話を本論に戻すと、精神病理学はその手法や業績がいかに素晴らしいものであったとしても、現在では、生物学的精神医学の前に立ったときに、その理論に圧倒され、無力感に苛まれざるを得ない状況にある。一部では生物学的精神医学と精神病理学とのコラボレーションの重要性が叫ばれ始めてはいるものの、論点のずれが目立ち、共存はし得ても統合は至難の技のように感じられてしまう。さらに言えば、生物学的エビデンス重視の医学教育を研鑽してきた若き精神科医や研修医にしてみれば、科学的エビデンスのない精神病理学や心理学は、かつてほど魅力のない分野と映るようでもある。

筆者はその要因のひとつとして、一般的な精神病理学の方法論、つまり「一般型自己」を持った人たちが体験する精神現象を暗黙のうちに基準（支点）とし、それをもとに理論を築き、体系化してきた歴史を挙げることができるのではないかと思う。たしかに生物学的方法では、基本的には分析的な視点に立ち、ひとの身体現象、精神現象に対して、ある局面から解析を行う手法をとる。そこでは局面ごとの標準は設けても、人間全体としての標準は設けない。種々の局面から得られたエビデンスの積み重ねから、人間を理解しようとするのである。現在では、ＥＢＭ（evidence based medicine）の考え方が世界を席巻しているが、それは各局面のエビデンスの積み重ねこそが、人間の理解の基本とみる姿勢である。したがってそれなしに設定された心理学の標準（こころの構造）は、「証拠のない空論」とみなされかねないのであろう。

おそらく一般的な精神病理学と生物学的精神医学とのひずみは、この点に端を発しているものと思われる。やはり、精神病理学においても、「一般型自己」を人間としての基準からいったん外す試みが、あってもよいのではないかと思う。

現代という時代とＰＤＤ

高機能ＰＤＤ者や統合失調症の臨床心理学的、臨床精神病理学的理論の探究において、視点の転換が必要になってきたもうひとつの理由には、俄かに高機能ＰＤＤが注目されてきた時代的背景があろう。この現象が生じてきたのは、二〇世紀末辺りからである。しかし少し視野を広げてみれば、この時代にはたとえば統合失調症においても従来の心理学や精神病理学では特徴の捉えきれない一群が出現していた。第六部で論じた統合失調症・構造化不全群は、そのひとつの象徴かもしれない。

さらに視野を広げると、この時代には、日本においても「一般型自己」を基準とした心理学では説明が困難な諸現象が、とくに思春期・青年期の者たちの間で目立ってきていた[63、65]。本書の冒頭で述べたように、たとえば一九九八年には小柳[110]が、「『自己中心的』な心性からの脱皮が困難で、個と個の関係」を築きにくいこと、二〇〇〇年には川谷[98]が、「個の確立ではなく、母親との同居」が課題になってきていること、そして鍋田（二〇〇三）[141]は彼らの「一方的主観的配慮」に注目した（傍点は筆者による）。これらは一例に過ぎない。しかしいずれも「一般型自己」を基準とした文化の弱体化を表わした現象なのではないかと思われる。

教育においても、とくにここ四半世紀は、ことさら「一般型自己」の育成を強調しなくなったようであり、このことは社会が、子どもに対して放射状原図を利用した自己像の確立を、以前ほどは促さなくなったことを意味するものと思われる。本来、自己・世界の確立において、格子状原図への親和性を優位に持っている者は、そのまま格子状の自己・世界感を形成しやすくなってきたとも言えよう。このことが、すぐに成人の高機能ＰＤＤ者の増加につながるわけでもないのであろうが、少なくとも二〇世紀半ば過ぎまでは絶対的な人間の基準であった「一般型自己」（放射＋同心円状のこころの構造）が、今やそうでもなくなったともいえよう[注40]。

このような状況は、当然、統合失調症の病態にも変化をもたらす。すなわち「一般型自己」の成立不全に悩み、妄想世界という放射状構造の虚構を描き上げる者は、臨床の現場では徐々に少なくなってきている。むしろ第六部で述べたような、確固とした妄想も、その他の精神病性症状も持てない一群が目立ちつつあるのも十分に頷ける。

いずれにしても、「ＰＤＤの流行」は、本来人間が持っている格子状原図を素直に発展させ得る時代に至った（もしかしたら戻った）ことを象徴していると言えよう。というよりも現代は、いささか格子状優位の世界になりつつあると言えるかもしれない。たしかにここ一〇年、子どもたちは幼小児期よりタッチパネルの世界に親しんでいる。そこでは他者への共感は基本的に育まれにくい。このような幼少期を経て成人の域にまで達してきた若者は、さらにタッチパネル的な自己・世界像（格子状）を持ちやすいとも考えられる。

これを新たな文化の発展とみるか、人類が築き上げてきた文化の退廃とみるか、科学的思考の発展とみるかは、それぞれ見る者によって異なるであろう。ただ格子状優位の傾向は、ＰＤＤや統合失調症にとどまらず、ひとの精神に対する見方、考え方そのものにも影響を及ぼし、現在においてそれは、人間をいくつかの局面に分割して理解しようとする視点の加速、たとえばＤＳＭ-５におけるディメンジョナルな見方の標準化と、妙に符合するところがあるように思われるのである。(注41)(63)

高機能ＰＤＤと統合失調症の精神病理の意味

統合失調症患者は、筆者の印象では、基本的に純粋無垢で善意の通じ合える人たちに思える。これまで多くの精神科医が彼らの人柄に魅了され、とくにわが国においてその精神病理学的考察が発展した背景には、このような彼らの人柄があったのであろう。一方ＰＤＤの人たちには、このような善意は一見通じないように見えるが、悪意を持っているということは決してなく、やはり純粋な人が多く、しばしば一般者にはない魅力と才能を発揮する。

先にも述べたが、「一般型自己」の絶対性が減じた昨今、以前よりも格子状自己を（素直に）発展させる一群が増えつつあるように思われる。精神構造的には「ＰＤＤ的」な人が以前よりも増え、とりわけ第六部で述べたゾーンＸの近縁にある人たちに注目すれば、以前ならば「自己の成立不全」に直面したかもしれない人たちも、「ＰＤＤ的」

（注40）「一般型自己」が人間の基準でなくなりつつあることは、たとえば両界曼荼羅で言えば、胎蔵界的な自己-世界像のみならず、もうひとつの自己-世界の理想である金剛界的な自己-世界像が、心理学的にも精神病理学的にも市民権を得てくることを意味しよう。しかし第二部でも述べたように、金剛界の構造では、各マス（枠）の中に放射状構図が組み込まれており、社会を生きる人間としては、たとえ格子優位のひとであっても放射状原図の取り入れは重視すべきであろう。すなわち共感性の育成は常に考慮に入れる必要があろう。

（注41）ＤＳＭ-５に象徴される、ディメンジョナルな診断自体は、文化や価値観といった影響を可能な限り除外し、中立的な視点をもたらすことから、生物学的にはかなり洗練されたものになることが期待される。しかし一方で、統合失調症患者をひとりの人間として見る視点は、失われがちになる。

な生き方を発展させる可能性がある。

しかし（「一般型自己」ではなくとも）確固とした自己を持っていることは、社会を成立させるために必要であることに相違はない。また多くの社会の領域では、今なお「一般型自己」を規準とした理念やルールが生きている。このような場面では、やはりPDDはPDDとしての危急的反応を示す。また統合失調症は統合失調症としての精神病性の反応を示しかねない。その際われわれは、改めて「PDD型自己」がどの程度形成されていて、「一般型自己」へのとらわれや成立不全がどの程度あるのかをたよりに、適切な対応を行うことが必要となっているように思われるのである。

筆者がとってきた視点は、ひとつの見方に過ぎないかもしれない。しかしそれは身体・精神・社会的存在としての、ひとりの人間としての特徴を捉える視点ではある。対象が精神障害者であるならば、これから発展していくであろうディメンジョナルな見方を、多少なりとも補うものになり得ることを密かに期待している次第である。

あとがき

岩崎学術出版社の長谷川純氏から、本書の執筆のお誘いを受けて、三年という日々が過ぎてしまった。三年前のその当時、筆者は、成人の高機能広汎性発達障害（アスペルガー症候群）に関する著書を出版しようとしており、そこでかなり大胆な論の展開を試みたことに対して不安を抱いていた。したがって長谷川氏のせっかくのお誘いに、すぐに返事ができなかったことを、鮮明に覚えている。ただ筆者には、その著書で書き切れない部分がいくつかあったこと、早くも、さらに考えを詰めなければならない点が漠然と見え始めていたこともあり、前向きな検討をさせていただいた。

長谷川氏のご依頼に正式返答したのは、その著書が出版されてから数カ月後であったと思う。幸い筆者の大胆な試みに対して一定の評価（少なくとも大幅に間違っていそうもないこと）が確かめられ、また諸先生から戴いたご意見、新たに出会った書物や論文から、書き残した部分も含めて、さらなる論の展開を行なう勇気が出てきた。当初計画されたのは、「統合失調症と高機能広汎性発達障害の異同」という仮題の著書であり、臨床例を豊富に取り入れながら、心理学的、精神病理学的な論を、わかりやすく展開していく予定であった。統合失調症患者と高機能広汎性発達障害者の「こころの構造」を追究し、両者の異同、そしてそれをもとにわれわれの対応方法を論じる予定でもあった。

完成した本書を改めて見直してみると、この視点から大きくはずれたものではない。ただ大きな違いは、人間の「こころの構造」が主題となり、そのもとで統合失調症患者像と高機能広汎性発達障害者像を述べる形に変更されている点である。これには、とくに青木省三先生と村上伸治先生から、「格子（グリッド）」と「放射（ラディエーション）」という精神病者の「こころの構造」に関する臨床研究（花房研究）を紹介していただいたことが大きな契機になっている。つまり、いかなる精神障害を再考するに当っても、まずは「人間のこころの構造」とその成り立ちに関する問題に立ち戻ってから、それを試みる必要を感じたのである。そこを避けてしまうと、当初の主題であった「統合失調症と高機能広汎性発達障害の異同」のみならず、両障害の本質も捉え損ねるように思われたからである。

本書の「はじめに」の項でも書いたように、「人間のこころの構造」に関する疑問は、筆者が精神科医になる前からのものであった。気がつけば、この四半世紀で世の中は随分変わった。筆者が精神科医になった一九八〇年代は、精神医学において心理学的、精神病理学的アプローチが盛んになされ、生物学的精神医学と肩を並べていたように思う。精神医学の臨床の舞台で、心理学的、精神病理学的議論が飛び交い、それを頼りに眼前の患者さんを、ひとりの人間として理解しようとする文化がそこにはあった。残念ながら、この間に「人間のこころの構造」の理解は進歩したようには思えない。それどころか、心理学的、精神病理学的視点は、精神医学の中で「特殊」なものになりつつある。生物学的精神医学も日進月歩の勢いを持っているが、心理学や精神病理学との接点は少なくなり、「こころの構造」全体を議論できるような体制ではなくなった。

一九八五年に筆者が入局した大学病院の医局には、故永田俊彦先生が率いられる精神病理学グループがあった。永田先生は、一定の学派に所属されない方であり、したがって筆者らにも一定の理論に偏ることを許さなかった。つねに患者さんから出発し、そして多角的な視点から既存の理論で理解できることと、できないこととを明確にすることを求めた。さらに言えば、その視点は精神病理に留まることを許さなかったようにも思える。筆者の「人間のこころの構造」に関する純粋な疑問も、そのような中で維持され続けたのだと思う。

本書では、「人間のこころの構造」の視点をもとに、「統合失調症と高機能広汎性発達障害の異同」を述べたが、その視点は、精神病理学が中心とはいえ、そこに留まることのないよう、筆者なりに生物学的精神医学の視点をも常に念頭に置いた。もちろん筆者はその専門家ではないが、少なくとも生物学的精神医学に対峙するような姿勢は避けた。

またその射程は、いわゆる「非定型精神病」まで拡げた。

本書を書き終えた今、これまで筆者の中でくすぶっていた疑問が、幾分整理されたように思える。ただそれは、あくまでも筆者の内界でのできごとである。客観的に見れば、本書の内容はまだまだ荒削りなのであろう。筆者が真に願うことは、今後本書が、読者の方々によって、より成熟した議論の展開のための一助となることである。

最後に、本書を執筆するにあたり、さまざまなご配慮を戴いた岩崎学術出版者の長谷川純氏にお礼の言葉を述べて、筆を擱きたい。

二〇一三年盛夏

広沢　正孝

192）Volkmar, F.R., Cohen, D.J.: Comorbid association of autism and schizophrenia. Am. J. Psychiatry, 148: 1705-1707, 1991.

193）Wing, L., Gould, J.: Severe impairments of social interaction and associated abnormalities in children: epidemiology and classification. J. Autism Dev. Disord., 9: 11-29, 1979.

194）Wing, L.: Asperger's syndrome: A clinical account. Psychol.Med., 11: 115-129, 1981.

195）Wolff, S.: Schizoid personality in childhood and Asperger syndrome. (In) Klin, A., Volkmar, F.R., Sparrow, S.S. (eds): Asperger syndrome, pp278-305, Guilford Press, New York, 2000.（山崎晃資監訳：児童期のシゾイド・パーソナリティとアスペルガー症候群．アスペルガー症候群．pp375-413，明石書店，東京，2008.）

196）WHO: The ICD-10 Classification of mental and behavioural disorders: Diagnostic criteria for research. WHO, Geneva, 1993.

197）Yamada, Y., Mizuno, M., Ebara, T., Hirosawa, M.: Merits and demerits of engaging in athletic, academic and part-time job roles among university student-athletes in Japan. Journal of Human Ergology, 40: 141-150, 2011.

198）山口直彦，中井久夫：「分裂病者における知覚潰乱発作について」——一般に「発作」「頭痛」などさまざまな俗称で呼ばれる軽視されがちなものを中心として．内沼幸雄編，分裂病の精神病理 14 巻，pp295-314，東京大学出版会，東京，1985.

199）山口直彦，中井久夫：分裂病における知覚変容発作と恐怖発作．吉松和哉編，分裂病の精神病理と治療 1 巻，pp29-55，星和書店，東京，1988.

200）頼富本宏監修：京都東寺秘蔵——曼荼羅の美と仏．東京美術，東京，1995.

201）吉川領一：統合失調症と診断されたアスペルガー症候群の 6 症例．臨床精神医学，34: 1245-1252, 2005.

202）吉川徹，本城秀次：アスペルガー症候群：思春期以降例における症候と診断．精神科治療学，19: 1055-1062, 2004.

203）吉松和哉：セネストパチーの精神病理．精神経誌，68: 872-889, 1966.

204）吉松和哉：精神分裂病の自我に関する一考察——その行動様式上の特徴を中心に．荻野恒一編，分裂病の精神病理 4 巻，pp21-49，東京大学出版会，東京，1976.

205）吉松和哉：分裂病の精神力動と母性性．安永浩編，分裂病の精神病理 6 巻，pp97-126，東京大学出版会，東京，1977.

206）吉松和哉：入院治療．精神医学，20: 1048-1055, 1978.

207）吉松和哉：対象喪失と精神分裂病——幻想同一化的自我（幻想的自我同一性）の破綻と発病．藤縄昭編，分裂病の精神病理 10 巻，pp75-104，東京大学出版会，東京，1981.

208）吉松和哉：遅発性分裂病の精神病理学的考察．土居健郎編，分裂病の精神病理 16 巻，pp191-217，東京大学出版会，東京，1987.

209）吉松和哉：分裂病の慢性化問題——不関性とおびえ．永田俊彦編，分裂病の精神病理と治療 5 巻，pp155-185，星和書店，東京，1993.

210）湯浅修一：休む患者——分裂病回復者の疲労と休息．飯田眞編，分裂病の精神病理と治療 4 巻，pp1-23，星和書店，東京，1992.

崎晃資監訳：非言語性学習障害とアスペルガー症候群．アスペルガー症候群．pp316-344，明石書店，東京，2008.）
168）Rutter, M.: The development of infantile autism. Psychological Medicine, 4: 147-163, 1974.
169）坂口正道：幼少時から神経症様症状を呈した分裂病症例――前駆期と小児分裂病をめぐって．精神経誌，93: 309-333, 1991.
170）柴田明彦：統合失調症はどこから来てどこへ行くのか――宗教と文化からその病理をひもとく．星和書店，東京，2011.
171）柴山雅彦：解離の構造――私の変容と〈むすび〉の治療論．岩崎学術出版社，東京，2010.
172）白石英雄：急性精神病の生活歴．精神経誌，61: 1889-1947, 1959.
173）杉山登志郎：自閉症の内的世界．精神医学，34: 570-584, 1992.
174）杉山登志郎：自閉症に見られる特異な記憶想起現象――自閉症の time slip 現象．精神経誌，96: 281-297, 1994.
175）杉山登志郎：アスペルガー症候群と心の理論．精神科治療学，14: 47-52, 1999.
176）杉山登志郎：アスペルガー症候群および高機能広汎性発達障害をもつ子どもへの援助．発達，85: 46-67, 2001.
177）杉山登志郎：高機能広汎性発達障害における統合失調症様状態の病理．小児の精神と神経，42: 201-210, 2002.
178）杉山登志郎：アスペルガー症候群の現在．そだちの科学，5: 9-21, 2005.
179）杉山登志郎：高機能広汎性発達障害の精神病理．精神科治療学，23: 183-190, 2008.
180）杉山登志郎：成人期のアスペルガー症候群．精神医学，50: 653-659, 2008.
181）諏訪望：分裂病の不気味体験――臨床精神病理の原点を踏まえて．精神医学，32: 118-128, 1990.
182）高木宏：アスペルガー症候群―成人症例の報告②――破瓜型統合失調症との比較による，その妄想形成と世界観の考察．精神科治療学，19: 1223-1228, 2004.
183）高橋脩：アスペルガー症候群・高機能自閉症：思春期以降における問題行動と対応．精神科治療学，19: 1077-1083, 2004.
184）高橋隆夫：非定型精神病者に認められた性格特徴について．臨床精神病理，7: 377-385, 1986.
185）武野俊也：選択的実感棚上げ現象について――精神分裂病者の感情生活面における特徴的一側面．精神経誌，89: 182-203, 1987.
186）Tantam, D.: Adolescence and adulthood of individuals with Asperger syndrome. (In) Klin, A., Volkmar, F.R., Sparrow, S.S. (eds): Asperger syndrome, pp367-399, Guilford Press, New York, 2000.（山崎晃資監訳：青年期および成人期のアスペルガー症候群の人々．アスペルガー症候群．pp493-538，明石書店，東京，2008.）
187）十一元三：アスペルガー障害と社会行動上の問題．精神科治療学，19: 1109-1114, 2004.
188）十一元三：少年事件・刑事事件と広汎性発達障害．そだちの科学，5: 89-95, 2005.
189）辻井正次，行廣隆次，安達潤ほか：日本自閉症協会広汎性発達障害評価尺度（PARS）幼児期尺度の信頼性・妥当性の検討．臨床精神医学，35: 1119-1126, 2006.
190）Ueda, Y.: Mandala: Its contrast with left and right brain hemispheres. J. Int. Soc. Life Info. Sci., 23: 57, 2005.
191）臺弘：履歴現象と機能的切断現象――精神分裂病の生物学的理解．精神医学，21: 453-463, 1979.

147）中井久夫：精神分裂病状態からの寛解過程——描画を併用せる精神療法をとおしてみた縦断的観察．宮本忠雄編，分裂病の精神病理 2 巻，pp157-217，東京大学出版会，東京，1974.

148）中井久夫：精神分裂病の発病過程とその転導．木村敏編，分裂病の精神病理 3 巻，pp1-60，東京大学出版会，東京，1974.

149）中井久夫：分裂病の慢性化問題と慢性分裂病状態からの離脱可能性．笠原嘉編，分裂病の精神病理 5 巻，pp33-66，東京大学出版会，東京，1976.

150）中井久夫：奇妙な静けさとざわめきとひしめき——臨床的発病に直接前駆する一時期について．中井久夫編，分裂病の精神病理 8 巻，pp261-297，東京大学出版会，東京，1979.

151）中井久夫：世に棲む患者．川久保芳彦編，分裂病の精神病理 9 巻，pp253-277，東京大学出版会，東京，1980.

152）中井久夫：分裂病．中井久夫著作集第 1 巻，精神医学の経験，岩崎学術出版社，東京，1984.

153）中根晃：自閉症は歳を重ねることによってどう変わるか．精神科治療学，9: 435-443, 1994.

154）中根允文：精神分裂病．中根允文編，小児精神医学，pp223-237，ヒューマンティワン東京，東京，1991.

155）中安信夫：背景知覚の偽統合化——妄想知覚の形成をめぐって．高橋俊彦編，分裂病の精神病理 15 巻，pp197-231，東京大学出版会，1986.

156）中安信夫：初期分裂病．星和書店，東京，1990.

157）Nannarello, J.J.: Schizoido. J. Nerv. Ment. Disease, 118: 237-249, 1953.

158）岡田俊：アスペルガー症候群における認知の特徴と神経心理学．精神科治療学，19: 1197-1203, 2004.

159）大森健一：分裂病寛解過程における対人関係の一様式——「おどけ」について．臨床精神病理，1: 169-179, 1980.

160）大沢多美子，岡田隆介，杉山信作ほか：不登校を主訴に来院し，分裂病と診断された児童の特徴について．児青医誌，32: 232-240, 1991.

161）小山内実：破瓜病者の「社会療法」について．中井久夫編，分裂病の精神病理 8 巻，pp233-260，東京大学出版会，東京，1979.

162）Ozonoff, S., Griffith, E.M.: Neuropsychological function and the external validity of Asperger syndrome. (In) Klin, A., Volkmar, F., Sparrow, S.S. (eds): Asperger syndrome, pp72-96, Guilford Press, New York, 2000.（山崎晃資監訳：アスペルガー症候群の神経心理学的機能と外的妥当性．アスペルガー症候群．pp107-141，明石書店，東京，2008.）

163）Perner, J., Frith, U., Leslie, A.M., et al.: Exploration of the autistic child's theory of mind: Knowledge, belief, and communication. Child Dev., 60: 689-700, 1989.

164）PARS 編集会：PARS Pervasive Developmental Disorders Autism Society Japan Rating Scale. 広汎性発達障害日本自閉症協会評価尺度．スペクトラム出版社，東京，2008.

165）Petty, L.K., Ornitz, E.M., Michelman, J.D., et al.: Autistic children who become schizophrenic. Arch. Gen. Psychiatry, 41: 129-135, 1984.

166）Premack, D., Woodruff, G.: Does the chimpanzee have a theory of mind? Behav. Brain Sci., 1: 515-526, 1978.

167）Rourke, B.P., Tsatsanis, K.D.: Nonverval learning disabilities and Asperger syndrome. (In) Klin, A., Volkmar, F., Sparrow, S.S. (eds): Asperger syndrome, pp231-253, Guilford Press, New York, 2000.（山

金剛出版，東京，1994.
122）松本雅彦：「精神分裂病」はたかだかこの100年の病気ではなかったのか？　精神医療 8, 9 合併号，1996.
123）松本雅彦：分裂言語症（統合失調言語症）. 加藤敏，神庭重信，中谷陽二ほか編，現代精神医学事典，p942，弘文堂，東京，2012.
124）Mayer-Gross, W.: Selbstschilderungen der Verwirrtheit – Die oneiroide Erlebnisform. Springer Verlag, Berlin, 1924.
125）McGlashan, T.H., Carpenter, W.T.: Postpsychotic depression in schizophrenia. Arch. Gen. Psychiat., 33: 231-239, 1976.
126）Minkowski, E.: La schizoprénie. Brower, Paris, 1953.（村上仁訳：精神分裂病. みすず書房，東京，1954.）
127）Minkowski, E.: Le temps vécu. Etudes phénoménologiques et psychopathologiques. Delachaux et Nistlé, Nuchâtel, 1933, 1968.（中江育生，清水誠，大橋博司訳：生きられる時間. みすず書房，東京，1972, 1973.）
128）満田久敏：精神分裂病の遺伝臨床的研究. 精神経誌，46: 298-362, 1942.
129）満田久敏：内因性精神病の遺伝臨床的研究. 精神経誌，55: 195-216, 1954.
130）満田久敏：非定型精神病の概念――臨床遺伝学の立場から. 精神医学，3: 967-969, 1961.
131）宮本忠雄：精神病理学における時間と空間. 井村恒郎ほか編，異常心理学講座 X，精神病理学 4，みすず書房，東京，1965.
132）宮坂宥勝，梅原猛：仏教の思想 9，生命の海（空海）. 角川書店，東京，1978.
133）森有正：霧の朝. 森有正全集 3，筑摩書房，東京，1978.
134）森有正：木々は光を浴びて. 森有正全集 5，筑摩書房，東京，1979.
135）Müller, Ch.: Über das Senium der Schizophrenen. S.Karger, Basel, 1959.
136）村上靖彦：自己と他者の病理学――思春期妄想症と分裂病. 湯浅修一編，分裂病の精神病理 7 巻，pp71-97，東京大学出版会，東京，1976.
137）村上靖彦：非定型精神病の初期診断と治療的対応. 精神科治療学，5: 741-747, 1990.
138）村上靖彦，松本雅彦，永田俊彦，中安信夫：座談 精神科臨床の考え方――危機を乗り越えるべく. メディカル・ビュー社，大阪，2005.
139）村上靖彦，松本雅彦，広沢正孝ほか：座談会；精神疾患の長期経過. 治療の声，12: 5-21, 2011.
140）村山賢一：精神分裂病寛解過程における「同姓接触希求行動」について. 臨床精神病理，23: 177-190, 2002.
141）鍋田恭孝：「ひきこもり」と不全型神経症. 精神医学，45: 247-253, 2003.
142）永田俊彦：精神分裂病者の放浪について. 精神医学，24: 19-25, 1982.
143）永田俊彦：精神分裂病の急性期症状消褪直後の寛解後疲弊病相について. 精神医学，23: 121-131, 1981.
144）永田俊彦：内因性若年 - 無力性不全症候群（Gratzel und Huber）をめぐって――寡症状性分裂病の症状理解に向けて. 精神科治療学，2: 225-233, 1987.
145）永田俊彦：分裂病の初期診断. 精神科治療学，5: 733-739, 1990.
146）永田俊彦，広沢正孝：慢性期症状. 松下正明ほか編，臨床精神医学講座 2 巻，pp375-388，中山書店，東京，1999.

Asperger syndrome. (In) Klin, A., Volkmar, F.R., Sparrow, S.S. (eds): Asperger syndrome, pp309-339, Guilford Press, New York, 2000.（山崎晃資監訳：アスペルガー症候群の子どもおよび青年の評価をめぐる問題．アスペルガー症候群．pp416-456，明石書店，東京，2008.）

101）小林聡幸：類破瓜病．加藤敏，神庭重信，中谷陽二ほか編，現代精神医学事典，p1075，弘文堂，東京，2011.

102）小林隆児：24 歳の 1 自閉症者の精神病的破綻．児青医誌，26: 316-327, 1985.

103）小波蔵安勝：異常体感を主徴とする思春期分裂性精神病の臨床的研究．精神経誌，80: 1-28, 1978.

104）古城慶子：構造力動論の精神病理学総論への寄与，第 1 部，構造力動論からみた主体と構造——Janzarik の顕勢抑止の概念について．臨床精神病理，22: 3-11, 2001.

105）古城慶子：構造力動論の精神病理学総論への寄与，第 2 部，構造力動論からみた精神分裂病症候群の諸水準——診断学的，症候学的，そして精神病理学的水準での精神分裂病．臨床精神病理，22: 147-162, 2001.

106）Kolvin, I.: Studies in the childhood psychoses I: Diagnostic criteria and classification. Br. J. Psychiatry, 118: 381-384, 1971.

107）Kolvin, I., Ounsted, C., Humphrey, M., et al.: Studies in the childhood psychosis: II. The phenomenology of childhood psychoses. Br. J. Psychiatry, 118: 385-395, 1971.

108）Kolvin, I., Ounsted, C., Richardson, L. et al.: The family and social background in childhood psychoses. Br. J. Psychiatry, 118: 396-402, 1971.

109）小見山実：分裂病性現象の契機における分岐．安永浩編，分裂病の精神病理 6 巻，pp217-242, 東京大学出版会，東京，1977.

110）小柳晴生：学生相談室から見た現代の青年像．精神科治療学，13: 275-281, 1998.

111）Kraepelin, E.: Psychiatrie, 8 Aufl. Barth, Leipzig, 1913.（西丸四方，西丸甫夫訳：精神医学 1，精神分裂病．みすず書房，東京，1986.）

112）Kretschmer, E.: Körperbau und Charakter, 8 Aufl. Springer, Berlin, 1955.（相場均訳：体格と性格．文光堂，東京，1960.）

113）倉知正佳：統合失調症，2．臨床症状と診断．専門医を目指す人の精神医学第 3 版，pp409-417, 医学書院，東京，2011.

114）Kurita, H.: Delusional disorder in a male adolescent with high-functioning PDDNOS. J. Autism Dev. Disord., 29: 419-423, 1999.

115）Lempp, R., Röcker, D.: Die Adoleszenz beim kindlichen Autismus. In: Lempp, R. (Hrsg): Adoleszenz. Verlag Hans Huber, Bern, Stuttgart, Wien, 1981.

116）Leonhard, K.: Aufteilung der endogenen Psychosen. Akademie, Berlin / 4 Aufl., 1968 / 6 Aufl., 1986.（福田哲雄，岩波明，林拓二監訳：内因性精神病の分類．医学書院，東京，2000.）

117）Leonhard, K.:（黒沢良介訳）. Über atypische endogene Psychose. 精神医学，3: 955-957, 1961.

118）Leslie, A.M., Frith, U.: Autistic children's understanding of seeing, knowing and believing. Br. J. Dev. Psychol., 6: 315-324, 1988.

119）Magnan, V., Sérieux, P.: Le délire chronique a évolution systématique. Masson, Paris, 1892.

120）松本雅彦：精神分裂病の不安のありか．精神医学 33: 1299-1306, 1991.

121）松本雅彦：差異の消滅——精神分裂病の不安あるいは当惑．清水將之編，不安の臨床，pp49-62,

77）市橋秀夫：非定型精神病者の性格——緊張病親和性性格を中心にして．精神科治療学，5: 1239-1247, 1990.

78）石井卓：アスペルガー症候群——統合失調症との鑑別．精神科治療学，19: 1069-1075, 2004.

79）石坂好樹，村松陽子，門眞一郎：青年期の高機能自閉症にみられた幻覚・妄想様状態——その症状の特徴と発生のメカニズムについての 1 考察．精神医学，36: 249-256, 1994.

80）岩井圭司：わざとらしさ．加藤敏，神庭重信，中谷陽二ほか編，現代精神医学事典，pp1095-1096, 弘文堂，東京，2011.

81）James, W.: The principles of psychology. vol I, II. Holt, New York, 1890.

82）Janzarik, W.: Strukturdynamische Grundlagen der Psychiatrie. Enke, Stuttgart, 1988.（岩井一正，西村勝治，古城慶子訳：精神医学の力動的基礎．学樹書院，東京，1996.）

83）Jaspers, K.: Allgemeine Psychopathologie, Aufl 5. Springer, Berlin, 1948.（西丸四方訳：精神病理学原論．みすず書房，東京，1971.）

84）Jung, C.G.: Gestaltungen des Unbewussten. Rascher, Zürich, 1950.（林道義訳：個性化過程の経験について，マンダラシンボルについて．林道義訳：個性化とマンダラ，pp71-148, pp149-221，みすず書房，東京，1991.）

85）Kahlbaum, K.L.: Die Katatonie oder Spannungsirresein: Eine klinische Form psychischer Krankheit. Augst Hirschwald, Berlin, 1874.（渡辺哲夫訳：緊張病．星和書店，東京，1979.）

86）Kahlbaum, K.L.:Über Heboidophrenie. Zeitschrift f Pszchiatr. 46: 461-474, 1890.（浅井昌弘訳：類破瓜病について．精神医学，16: 415-474, 1974.）

87）Kanner, L.: Autistic disturbances of affective contact. Nerv. Child, 2: 217-250, 1943.

88）笠原嘉：内因性精神病の発病に直接前駆する「心因要因」について．精神医学，9: 403-412, 1967.

89）笠原嘉：精神医学における人間学の方法．精神医学，10: 5-15, 1968.

90）笠原嘉，金子寿子：外来分裂病（仮称）について．藤縄昭編，分裂病の精神病理 10 巻，pp23-42, 1981.

91）笠原嘉：精神分裂病．加藤正明ほか編，新版精神医学辞典，pp464-466，弘文堂，東京，1993.

92）加藤敏：分裂病者における死と切断．臨床精神病理，13: 141-157, 1992.

93）加藤敏：分裂病における心気——体感症状の臨床精神病理学的研究．精神経誌，96: 174-219, 1994.

94）加藤敏：アスペルガー障害における「言語世界への入場」，「現実との接触」——診断学的および精神病理学的検討．精神科治療学，23: 199-211, 2008.

95）加藤敏：自然な自明性の喪失．加藤敏，神庭重信，中谷陽二ほか編，現代精神医学事典，pp418-419，弘文堂，東京，2011.

96）加藤友之，田島昭，湯浅修一ほか：精神分裂病者の社会生活における特性——精神分裂病の生活臨床 第一報．精神経誌，68：1067-1088, 1966.

97）川畑友二：アスペルガー症候群とシゾイドパーソナリティ障害との関連について——児童精神科医としての見解．精神経誌，109: 45-49, 2007.

98）川谷大治：境界人格障害とひきこもり．精神療法，26: 564-572, 2000.

99）木村敏：分裂病の現象学．弘文堂，東京，1975.

100）Klin, A., Sparrow, S.S., Marans, W.D., et al.: Assessment issues in children and adolescents with

1997.
55）広沢正孝，永田俊彦：近年増加傾向にある治療困難な若年分裂病者の精神病理と治療——構造化されない極期をもつ分裂病者の不安と退行をめぐって．中安信夫編，分裂病の精神病理と治療 8 巻，pp129-158，星和書店，東京，1997.
56）広沢正孝：長期間持続する体系的妄想——緻密な妄想体系の構築とその消褪後自殺した男性例．精神科ケースライブラリーI，pp47-61，中山書店，東京，1998.
57）広沢正孝：「家庭内寛解」患者の外来治療再考——見落とされやすい患者と家族の苦悩をめぐって．治療の聲，2: 229-238, 1999.
58）広沢正孝：強い不安を主症状とする分裂病——分裂病・構造化不全群（仮称）をめぐって．精神科治療学，14: 507-514, 1999.
59）広沢正孝，上田雅道，永田俊彦：世界的規模の妄想世界をめぐって——家族に対する両価的感情を端緒として．永田俊彦編，精神分裂病，臨床と病理 2 巻，pp85-112，人文書院，京都，1999.
60）広沢正孝：抑うつと不安からみた非定型精神病の精神病理．臨床精神病理，23: 191-210, 2002.
61）広沢正孝：「非定型精神病」の病前性格．臨床精神医学，32: 857-861, 2003.
62）広沢正孝：統合失調症を理解する——彼らの生きる世界と精神科リハビリテーション．医学書院，東京，2006.
63）広沢正孝：近年の大学生の心理的特徴——大学保健管理センターないし学生相談室より．精神科治療学，21: 1349-1354, 2006.
64）広沢正孝：成人例の発達障害の診かた．総合病院精神医学，19: 231-240, 2007.
65）広沢正孝：今日の精神療法を支える価値観．臨床精神医学，36: 1383-1387, 2007.
66）広沢正孝：統合失調症と広汎性発達障害．臨床精神医学，37: 1515-1523, 2008.
67）広沢正孝：成人の高機能広汎性発達障害とアスペルガー症候群——社会に生きる彼らの精神行動特性．医学書院，東京，2010.
68）広沢正孝：統合失調症患者の目覚めの体験と精神科リハビリテーション．精神科治療学，26: 431-436, 2011.
69）広沢正孝：成人の高機能広汎性発達障害の特性と診断——彼らの自己のあり方をもとに．精神経誌，113: 1117-1123, 2011.
70）広沢正孝：高機能広汎性発達障害（アスペルガー症候群）と解離．柴山雅俊編，解離の病理，pp49-76，岩崎学術出版社，東京，2012.
71）Hobson, R.P.: The autistic child's appraisal of expressions of emotion: A further study. J. Child Psychol. Psychiatry, 27: 671-680, 1986.
72）Honda, H., Shimizu, Y., Misumi, K., et al.: Cumulative incidence and prevalence of childhood autism in children in Japan. Br. J. Psychiatry, 169: 228-235, 1996.
73）堀有伸，松浪克文：破瓜型分裂病との鑑別が問題となったアスペルガー症候群の 1 例．精神医学，42: 1167-1174, 2000.
74）Huber, G.: Die coenästhetische Schizophrenie. Fortscr. Neurol. Psychiat., 25: 492-520, 1957.
75）Huber, G.: Reine Defektsyndrome und Basisstadien endogener Psychosen. Fortschr Neurol Psychiat, 34: 409-426, 1966.
76）Huber, G., Gross, G., Schüttler, R.: Schizophrenie: Eine Verlaufs- und sozialpsychiatrische Langzeitstudie. Springer, Berlin / Heidelberg / New York, 1979.

35）Fitzgerald, M.: Autism and creativity: Is there a link between autism in men and exceptional ability? Bruner-Routledge, Hove, 2004.（石坂好樹，花島綾子，太田多紀訳：アスペルガー症候群の天才たち——自閉症と創造性．星和書店，東京，2008.）

36）Frith, U.: Autism: Explaining the enigma. Basil Blackwell, Oxford, 1989.（冨田真紀，清水康夫訳：自閉症の謎を解き明かす．東京書籍，東京，1991.）

37）Frith, U., Morton, J., Leslie, A.M.: The cognitive basis of a biological disorder: autism. Trends Neurosci., 14: 433-438, 1991.

38）藤川秀昭，小林隆児，古賀靖彦ほか：大学入学後に精神病的破綻をきたし，抑うつ，自殺企図を示した 19 歳の Asperger 症候群の 1 例．児精医誌，28: 217-225，1987.

39）藤縄昭：自我漏洩症候群について．土居健郎編，分裂病の精神病理 1 巻，pp33-50，東京大学出版会，東京，1972.

40）藤縄昭：非定型精神病——症状一般論．諏訪望，西園昌久，鳩谷龍編，現代精神医学大系，12 巻，境界例，非定型精神病．pp185-205，中山書店，東京，1981.

41）福田哲雄:非定型精神病．3 成因と病理．諏訪望，西園昌久，鳩谷龍編，現代精神医学大系，12 巻，pp129-156，中山書店，東京，1981.

42）Glatzel, J. und Huber, G.: Zur Phenomenologie eines Typus endogener juvenil-asthenischer Versangenssyndrome. Psychiat. Clin., 1: 15-31, 1968.（高橋俊彦，大磯英雄，青木勝ほか訳：内因性若年——無力性不全症候群の一型に関する現象学．思春期青年期精神医学，2: 103-118, 1992.）

43）花房香，青木省三，中野善行ほか：たまり場的絵画療法の経験——座標軸を用いての位置づけ．日本芸術療法学会誌，24: 102-116, 1993.

44）Happe, F.G.: Parts and wholes, meaning and minds: central coherence and its relation to theory of mind. (In) Baron-Cohen, S., Tager-Flusberg, H., Cohen, D. (eds): Understanding other minds. pp203-221, Oxford University Press, Oxford, 2000.

45）原田誠一，清水康夫：青年期に分裂病様状態を呈した自閉症の 1 例．臨床精神医学，15: 1793-1801, 1986.

46）鳩谷龍：非定型内因性精神病の精神——生理学的研究（第 1 報）．精神経誌，57: 144-166, 1958.

47）Havighurst, R.J.: Developmental tasks and education (3rd ed.). David McKay, New York, 1972.（児玉憲典，飯塚裕子訳：ハヴィガーストの発達課題と教育——生涯教育と人間形成．川島書店，東京，1997.）

48）Hecker, E.: Die Hebephrenie: Ein Beitrag zur klinischen Psychiatrie. Archiv für pathologische Anatomie und Psysiologie und für klinische Medicin 52: 394-429, 1871.（渡辺哲夫訳：破瓜病——臨床精神医学への一寄与．破瓜病，星和書店，東京，1978.）

49）広沢郁子：学童期発症の精神分裂病患者にみられる不安の特性．臨床精神病理，18: 23-42, 1997.

50）広沢郁子，広沢正孝，市川宏伸：小児統合失調症とアスペルガー症候群．精神科治療学，23: 155-163, 2008.

51）広沢正孝：「非定型精神病」の病前性格と病相期における coping の意味．臨床精神病理，13: 211-224, 1992.

52）広沢正孝：分裂病質［性］人格障害．精神科治療ガイドライン，pp214-215，星和書店，東京，1995.

53）広沢正孝：夢幻様体験——症例の記述と精神病理．精神科治療学，11: 445-451, 1996.

54）広沢正孝：夢幻様体験型—— Mayer-Gross, W. の原著をたどって．精神科治療学，12: 337-346,

Soc. Lond. B. Biol. Sci., 358: 361-374, 2003.

17）Baron-Cohen, S., Wheelwright, S.: The Empathy quotient: An investigation of adults with Asperger syndrome or high functioning autism, and normal sex differences. J. Autism Dev. Disord., 34: 163-175, 2004.

18）Baron-Cohen, S., Knickmeyer, R.C., Belmonte, M.K.: Sex differences in the brain: Implications for explaining autism. Science, 310: 819-823, 2005.

19）Binswanger, L.: Einige Bemerkungen zur Frage der kindlichen Schizophrenie. Zsch. Kinderpsychiat., 12: 33-50, 1945.

20）Binswanger, L.: Von anthoropologischen Sinn der verstiegenheit. Nervenarzt, 20: 8, 1949.

21）Binswanger, L.: Drei Formen missgrückten Daseins, Verstiegenheit, Verschrobenheit, Manieriertheit. Niemeyer, Tübingen, 1956.（宮本忠雄監訳：思い上がり，ひねくれ，わざとらしさ．みすず書房，東京，1995.）

22）Blankenburg, W.: Der Verlusr der natürlichen Selbstverständlichkeit. Ein Beitrag zur Psychopathologie symptomarmer Schizophrenien. Enke, Stuttgart, 1971.（木村敏，岡本進，島弘嗣訳：自明性の喪失――分裂病の現象学．みすず書房，東京，1978.）

23）Bleuler, E.: Die Prognose der Dementia praecox (Schizophreniegruppe). Allg. Z. f Psychiat. u Psychisch Gericht Med., 15: 436-464, 1908.

24）Bleuler, E.: Dementia Praecox oder Gruppe der Schizophrenien. Franz Deuticke, Leipzig/Wien, 1911.（飯田真，下坂幸三，保崎秀夫ほか訳：早発性痴呆または精神分裂病群．医学書院，東京，1974.）

25）Chakrabarti, S., Fombonne, E.: Pervasive developmental disorders in preschool children. JAMA, 285: 3093-3099, 2001.

26）Clarke, D.J., Littlejohns, C.S., Corbett, J.A. et al.: Pervasive developmental disorders and psychoses in adult life. Br. J. Psychiatry, 155: 692-699, 1989.

27）Conrad, K.: Die beginnende Schizophrenie: Versuch einer Gestaltanalyse des Wahns. George Thieme, Stuttgart, 1958.（山口直彦，安克昌，中井久夫訳：分裂病のはじまり――妄想のゲシュタルト分析の試み．岩崎学術出版社，東京，1994.）

28）Crow, T.J.: Molecular pathology of schizophrenia: more than one disease process? Br. Med. J, 280: 66-68, 1980.

29）Cumine, V., Leach, J., Stevenson, G.: Asperger syndrome: A practical guide for teachers. David Fulton, London, 1998.（齋藤万比古監訳：教師のためのアスペルガー症候群ガイドブック．中央法規出版，東京，2005.）

30）土居健郎：オモテとウラの精神病理．荻野恒一編，分裂病の精神病理 4 巻，pp1-20，東京大学出版会，東京，1976.

31）土居健郎：分裂病における分裂の意味．藤縄昭編，分裂病の精神病理 10 巻，pp1-21，東京大学出版会，東京，1981.

32）Eggers, C: Psychosis in childhood and adolescence. Acta Paedopsychiat., 48: 81-98, 1982.

33）Erikson, E.H.: Childhood and society. 2nd ed. W.W. Norton & Company, New York, 1963.（仁科弥生訳：幼児期と社会 1 ／ 2. みすず書房，東京，1977，1980.）

34）Fink, M., Taylor, M.A.: Catatonia a clinician's guide to diagnosis and treatment. Cambridge University Press, Cambridge, 2003.

文 献

1）阿部隆明：病的幾何学主義．加藤敏，神庭重信，中谷陽二ほか編，現代精神医学事典，p892，弘文堂，東京，2011.

2）阿部隆明：豊かな自閉／貧しい自閉．加藤敏，神庭重信，中谷陽二ほか編，現代精神医学事典，p1035，弘文堂，東京，2011.

3）American Psychiatric Association: Diagnostic and statistical manual of mental disorders (4th ed. text revision: DSM-IV-TR). American Psychiatric Association, Washington D.C., 2000.（高橋三郎，大野裕，染谷俊幸訳：DSM-IV-TR 精神疾患の診断統計マニュアル新訂版．医学書院，2004.）

4）Arieti, S.: Interpretation of schizophrenia. Basic Books, New York, 1974.（殿村忠彦，笠原嘉監訳：精神分裂病の解釈I．みすず書房，東京，1995.）

5）Asperger, H.: Die "Autistischen Psychopathen" im Kindesalter. Arch. Psychiatr. Nervenkr., 117: 76-136, 1944.（高木隆郎訳：小児期の自閉的精神病質．高木隆郎，ラター M，ショプラー E 編，自閉症と発達障害研究の進歩，4，星和書店，東京，2000.）

6）Asperger, H.: Probleme des Autismus im Kindesalter. 児童精神医学とその近接領域，7: 2-10, 1966.（油井邦雄訳：児童期の自閉的精神病質．精神科治療学，23: 229-238, 2008.）

7）安達潤，行廣隆次，井上雅彦ほか：日本自閉症協会広汎性発達障害評価尺度（PARS）・児童期尺度の信頼性と妥当性の検討．臨床精神医学，35: 1591-1599, 2006.

8）安藤公：児童期に発症した精神分裂病——自験例 15 症例の臨床経験から．精神医学，29: 1255-1266, 1985.

9）Baird, G., Charman, T., Baron-Cohen, S., et al.: A screening instrument for autism at 18 months of age: A 6-year follow-up study. J. Am. Acad. Child Adolesc. Psychiatry, 39: 694-702, 2000.

10）Baron-Cohen, S., Leslie, A.M., Frith, U.: Does the autistic child have a "theory of mind?" Cognition, 21: 37-46, 1985.

11）Baron-Cohen, S., Leslie, A.M., Frith, U.: Mechanical, behavioural and intentional understanding of picture stories in autistic children. Br. J. Dev. Psychol., 4: 113-125, 1986.

12）Baron-Cohen, S.: An assessment of violence in a young man with Asperger's syndrome. J. Child, Psychol. Psychiatry, 29: 351-360, 1988.

13）Baron-Cohen, S.: The autistic child's theory of mind: A case of specific developmental delay. J. Child Psychol. Psychiatry, 30: 285-297, 1989.

14）Baron-Cohen, S., Wheelwright, S., Stone, V., et al.: A mathematician, a physicist and a computer scientist with Asperger's syndrome: Performance on folk psychology and folk physics tests. Neurocase, 5: 475-483, 1999.

15）Baron-Cohen, S.: Autism: deficits in folk psychology exist along superiority in folk physics, (In) Baron-Cohen, S., Tager-Flusberg, H., Cohen, D. (eds) Understanding other minds, pp73-82, Oxford University Press, Oxford, 2000.

16）Baron-Cohen, S., Richler, J., Bisarya, D., et al.: The Systemizing Quotient (SQ): An investigation of adults with Asperger syndrome or high functioning autism and normal sex differences. Philos. Trans. R.

や行

ら・わ行

アルファベット

な行

は行

ま行

た行

さ行

索　引

あ行

か行

著者略歴

広沢正孝（ひろさわ　まさたか）

1957年　東京都に生れる

1985年　東北大学医学部卒業　精神医学，精神病理学，社会精神医学専攻

1989年　順天堂大学助手　順天堂大学医学部付属順天堂越谷病院精神科

1996年　同　講師

1998年　順天堂大学医学部付属順天堂医院メンタルクリニック外来医長

現　職　順天堂大学大学院スポーツ健康科学研究科教授，同大学さくらキャンパス学生相談室室長

専　攻　精神病理学

著　書　現代の子どもと強迫性障害（共編著，岩崎学術出版社，2005），統合失調症を理解する——彼らの生きる世界と精神科リハビリテーション（医学書院，2006），成人の高機能広汎性発達障害とアスペルガー症候群——社会に生きる彼らの精神行動特性（医学書院，2010），精神保健の課題と支援（共編著，中央法規，2012），統合失調症とその関連病態——ベッドサイド・プラクティス（共著，星和書店，2012），解離の病理（共著，岩崎学術出版社，2012）など。

「こころの構造」からみた精神病理
—広汎性発達障害と統合失調症をめぐって—
ISBN978-4-7533-1066-1

著者
広沢 正孝

2013年9月14日　第1刷発行
2015年1月　9日　第2刷発行

印刷　広研印刷(株)　／　製本　河上製本(株)

発行所　(株)岩崎学術出版社　〒112-0005　東京都文京区水道1-9-2
発行者　村上　学
電話 03(5805)6623　FAX 03(3816)5123